浜松医科大学名誉教授

高田明和

Akikazu Takada

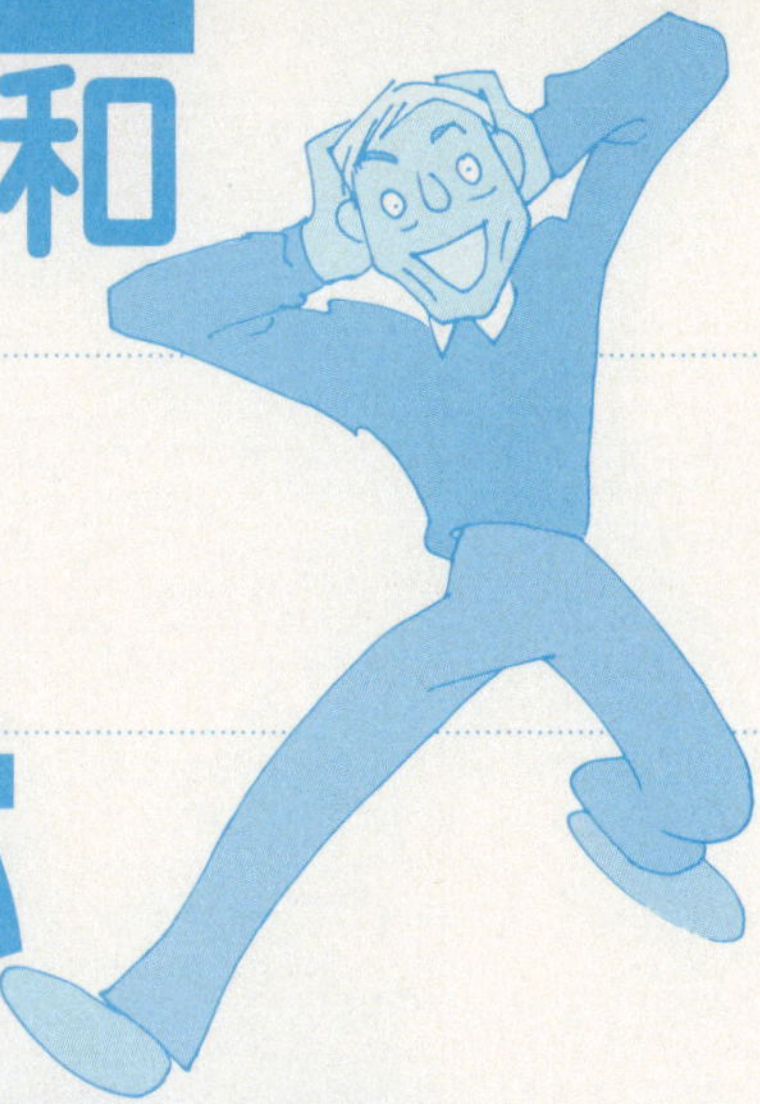

増補新版

# 脳が若返る

## 脳内至福物質の秘密

日本教文社

# 脳が若返る（増補新版）――目次

## 第一章　脳力科学への招待

## 第三章　脳が若返る

## 第四章　脳力科学による教育

## エピローグ　希望の脳科学



## あとがき



## 増補新版によせて

# 第一章　脳力科学への招待

# 1 働きは、脳から

### ☆働きは、脳から——身体の動きを司《つかさど》る

私たちの脳は、たえず変化しています。またその変化がなくては、私たちは外界《がいかい》を認識《にんしき》できません。脳は、二つの力をもっています。

一つは、自分が変わる能力です。

二つは、周囲を変える能力です。

私はこの二つの能力を「脳力」と名づけています。

脳は、私たちの身体を支配します。例えば、右手が動くのは、右手を支配する「脳の働き」があるからです。

ご存じのように、脳には「右脳」と「左脳」があります。この働きはそれぞれ逆で、右

脳が「身体の右側」を支配しているのではありません。右脳は、身体の左側の機能を、また左脳は、身体の右側の機能を司《つかさど》っています。

私たちが右手を動かそうとします。すると、左の脳にある、運動を命ずる運動中枢《ちゅうすう》が、右手を動かす命令を、神経を伝わる一種の電気の流れ（インパルス）として送ります。この流れが、手の筋肉に到達してはじめて手が動く、という仕組みです。

つまり、手が動くのは、脳が命ずるからで、手自体には、動く力はありません。

同じことは、私たちが外界の刺激を受ける時にも起こります。例えば、右手をつねられた時に「痛い！」と感じるのは、手がそう感じているのでなく、脳がそう感じているのです。その証拠に、交通事故などで背骨が折れ、脊髄《せきずい》（背骨の中を通っている）が切断されると、手をつねられても痛いと感じません。

この理由は簡単です。手の皮膚から、痛みを感ずる神経（痛覚神経）が、脳の体性感覚野《たいせいかんかくや》という所に、興奮（インパルス）を送っているのですが、途中でこれが切れてしまったため、興奮が脳に伝わらず、痛みが感じられないのです。このように、結局は運動も感覚も、脳から命令が出るか、脳に情報が届くかによるのです。

## ☆密なつながり――神経細胞と軸索《じくさく》

人間の脳には、一千億の神経細胞や支持細胞（グリアと呼ばれる）があります。そして、大脳皮質（運動や感覚を司る神経細胞が位置する場所）には、二〇〇億ほどの神経細胞があります。この神経細胞は、生後は増えず、逆に年齢とともに次第に減って行く運命にあります。

ところで、脳の大きさは、生後約二年までは、次第に大きくなるのですが、これは主として、神経のつながりの程度が増すためです。

神経細胞からは、多くの突起《とっき》が出ています。それらのうち、長い突起を「軸索《じくさく》」と呼び、興奮はこの軸索を伝わって他の細胞に伝えられます。軸索は、長いもので一メートルほどもあります。長い軸索とは、足の運動を司る神経細胞につながるもので、大脳皮質の運動野の細胞（錐体《すいたい》細胞）の軸索のことです。

さて、命令の伝わり方です。

脳内では、一つの細胞からいくつかの神経細胞に命令（インパルス）が行きます。この時、神経細胞の突起である軸索は、先の方で分かれ、いくつかの神経細胞につながっています。

このつながりの部分をシナプスと呼びます。

つまり神経の興奮は、軸索を伝わって、他の神経に伝えられる仕組みなのです。そしてその神経と神経の連結部分が、シナプスなのです。

このように、興奮（インパルス＝電気的信号の伝わり）は、シナプスで伝えられるのですが、軸索は、他の神経細胞の細胞体に興奮を伝えるだけでなく、樹状突起《じゅじょうとっき》（細胞から飛び出している突起）に、シナプスを作る働きもしているのです。

これを図1―1で説明しましょう。この図の上方には、一つの神経細胞（体《たい》）があります。そこから多くの樹状突起が出ています。

その樹状突起に、シナプスがあります。なぜなら、他の細胞から延びてきた軸索の先端が、ここでシナプスを形成するからです。そして、ここで情報（興奮）が細胞体に伝えられることになります。細胞はこの刺激で興奮し、今度はこの興奮が、軸索を通ってまた別（次）の細胞に伝えられるという仕組みです。

ただ、一つのシナプスのみで細胞体が刺激されても、細胞体はなかなか興奮させられません。数多くのシナプスに、ほとんど同時に興奮が入り込んではじめて、細胞は興奮するのです。そして興奮した細胞は、その興奮を、軸索を通してまた次の細胞に送ることになるのです。

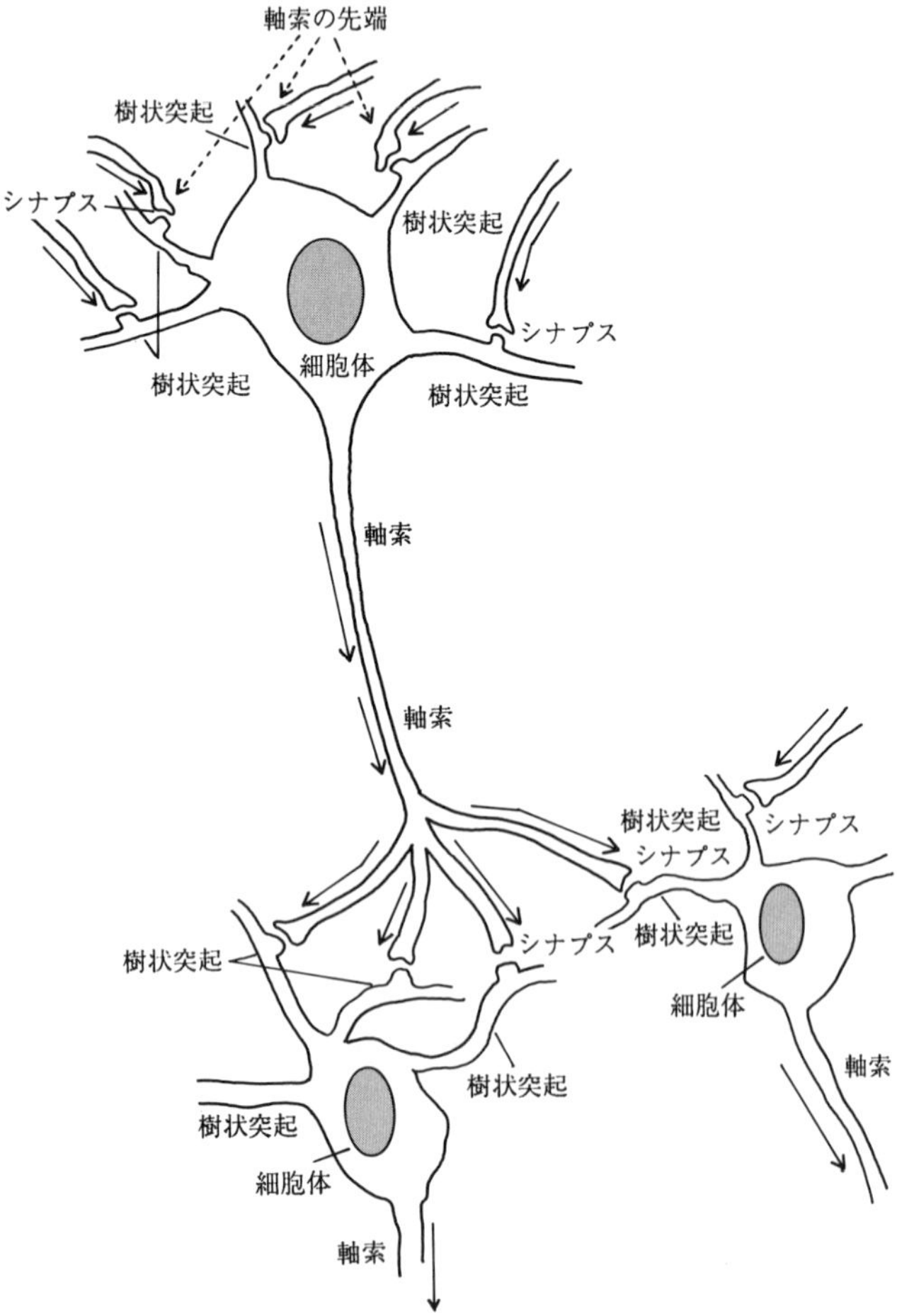


**図１－１　神経細胞、軸索、樹状突起**

## ☆脳は、興奮し過ぎない——閾値《いきち》と興奮

ややこしい話ですが、もう少しだけおつき合い下さい。

ある程度以上の刺激が、シナプスを介して伝えられた時にのみ、細胞体は興奮する——この仕組みは、身体の多くの細胞に、共通して見られます。

このように、刺激がある程度以上強い時にのみ、その刺激が細胞を興奮させる、ということを「刺激が、閾値を越えた」と呼びます。もしも閾値を越えなければ、細胞は単に少し興奮するだけで、その情報を次の細胞に送ったりはしません。

このように、閾値をもつことで、興奮が伝達されるか、されないかが決まります。このシステムにより、脳は必要以上に興奮してしまうことを防いでいるのです。

私たちの周囲には、刺激がみちあふれています。少し耳をすませば、周囲の色々な音が聞こえてきます。

しかし、私たちが本を読んでいる時は、その周囲の音は聞こえません。これは、その音が、耳の神経には、刺激として入ってきていても、脳には伝わってこないことを示しています。つまり、私たちが本に集中している時は、脳の細胞の閾値が高くなっているので、

耳からの興奮が、脳の神経細胞に伝達されないのです。

手をつねられて痛いと思う仕組みも同様です。手には、刺激に応じて反応する細胞（受容器）があり、それが興奮すると、その興奮は軸索を伝わり、脊髄に入り、そこで別の細胞とシナプスをつくります。

さてこの段階で、興奮が弱い時には、次の細胞は刺激されません。或いは、次の細胞の閾値が高くなっている、とも考えることができます。

例えば、眠っている時に、興奮は脊髄に入ってゆきません。

さて脊髄で、別の細胞を刺激すると、その興奮はその細胞の軸索を伝わって上行し、途中（視床《ししょう》と呼ばれる中継点）でまたシナプスを変え、最後に、脳の「頭頂葉《とうちょうよう》」にある「体性感覚野《かんかくや》」という場所の神経細胞にシナプスを作ります。このことによって、私たちは「痛い」と感じるのです。

では、私たちが「痛い」と感じる時、それは体性感覚野の細胞が「痛い」と感じるからなのでしょうか。たしかに、脳の一部を除去したり、そこが脳梗塞《のうこうそく》などで傷害されると、この機能はなくなります。同じように、頭頂葉の感覚野が傷害されると、痛みも触覚もなくなります。

しかしこのことは、体性感覚野が「痛い」と感ずる場所だということを証明しません。

その一例として、「見る」という機能を考えてみたいと思います。
ただその前に、脳の体性感覚野や視覚野などについて、もう少し説明しましょう。

☆脳の機能分担

私たちの脳は、ある働きをする時に、脳全体として機能しているのでしょうか。それとも、脳の色々な部分に、機能が割り当てられているのでしょうか。これについては、一九世紀に、長い間学者の間で議論されてきました。

私たちは、他人の人相を見て、その人の性質をある程度推察します。例えば、眉目秀麗《びもくしゅうれい》といって額が高く広い人は、知的で理性的だとされます。このことは、世界共通の認識らしく、欧米でも骨相学として発達してきました。

一九世紀のはじめ、オーストリアにガル（Hans Gal,1758-1828）という解剖学者がいました。彼は、脳に色々な溝と隆起《りゅうき》があることから、その隆起の各々に、作用が割り振られているのではないかと考えました。さらに、脳の隆起に応じて、頭蓋骨の内側に凹凸ができることに注目し、この凹凸の程度によって、性格や知能において、どこが発達しているか分かると考えました。

この学説は、大変な反響をよんだのですが、時のオーストリア皇帝は、このような考えは、神の教えに反する不遜《ふそん》なものとして、ガルの発表を禁じました。ガルはフランスに逃げ、さらに彼の理論を確立しようとし、研究に没頭しました。

ところが、一九世紀後半に、フランスのブローカ（Paul Broca,1824-1880）という神経学者が、口の利けない（失語症の）患者を調べ、この症状の患者はみな、左の前頭葉《ぜんとうよう》の後ろ下に、出血や梗塞《こうそく》のような異常がある、ということを見つけました。

さらにその数年後に、ドイツの学者ウェルニッケ（Carl Wernicke,1848-1905）は、自分から口を利《き》くことができるが、他人の言っていることが理解できない患者を見いだし、この患者には、左脳の側頭葉《そくとうよう》に異常があるということを発表したのです。

こうなると、言葉を話したり、人の話を聞いたりする場所が、脳のある部分に限局していると考えざるを得なくなります。このような事実が増えるにしたがって、脳の機能が色々な所に分散している、という「機能の局在論」が主流の考えになってきました。

### ☆脳のフィールドを探る――機能の局在

ここで、脳の色々な機能の局在を図示してみましょう。

まず後頭葉に、視覚野があります。網膜《もうまく》に入った像はここに写ります。また側頭葉には聴覚野があり、耳の奥にある「内耳《ないじ》」の音の受容器が刺激されると、この興奮は聴神経を通って、最終的には側頭葉の聴覚野に到達します。

さらに、ここから言語の情報は、ウェルニッケの言語中枢に伝えられ、相手がなにを言っているのか理解します。またブローカの言語中枢は、前頭葉の後ろ下にあり、ここで言葉が発せられます。

前頭葉の後ろの方には運動野があり、ここから運動の命令が発せられます。また運動野も、身体の部分に応じて分かれており、口の運動野の近くに、ブローカの運動性言語中枢があります。また運動野の後ろには、中心溝という溝があり、その後ろに頭頂葉がありま す。頭頂葉の一番前に体性感覚野があり、ここで身体の感覚（痛覚、触覚など）が感じられます。

このように、外界から入ってきた刺激は、脳の色々な場所に到達しますが、これを「一次視覚野」とか「一次聴覚野」と呼んでいます。つまり、脳はこの外界の情報を、さらに脳の別な所——二次、三次（高次）中枢に送って処理するのです。脳の働きには、この処理がどうしても必要なのです。

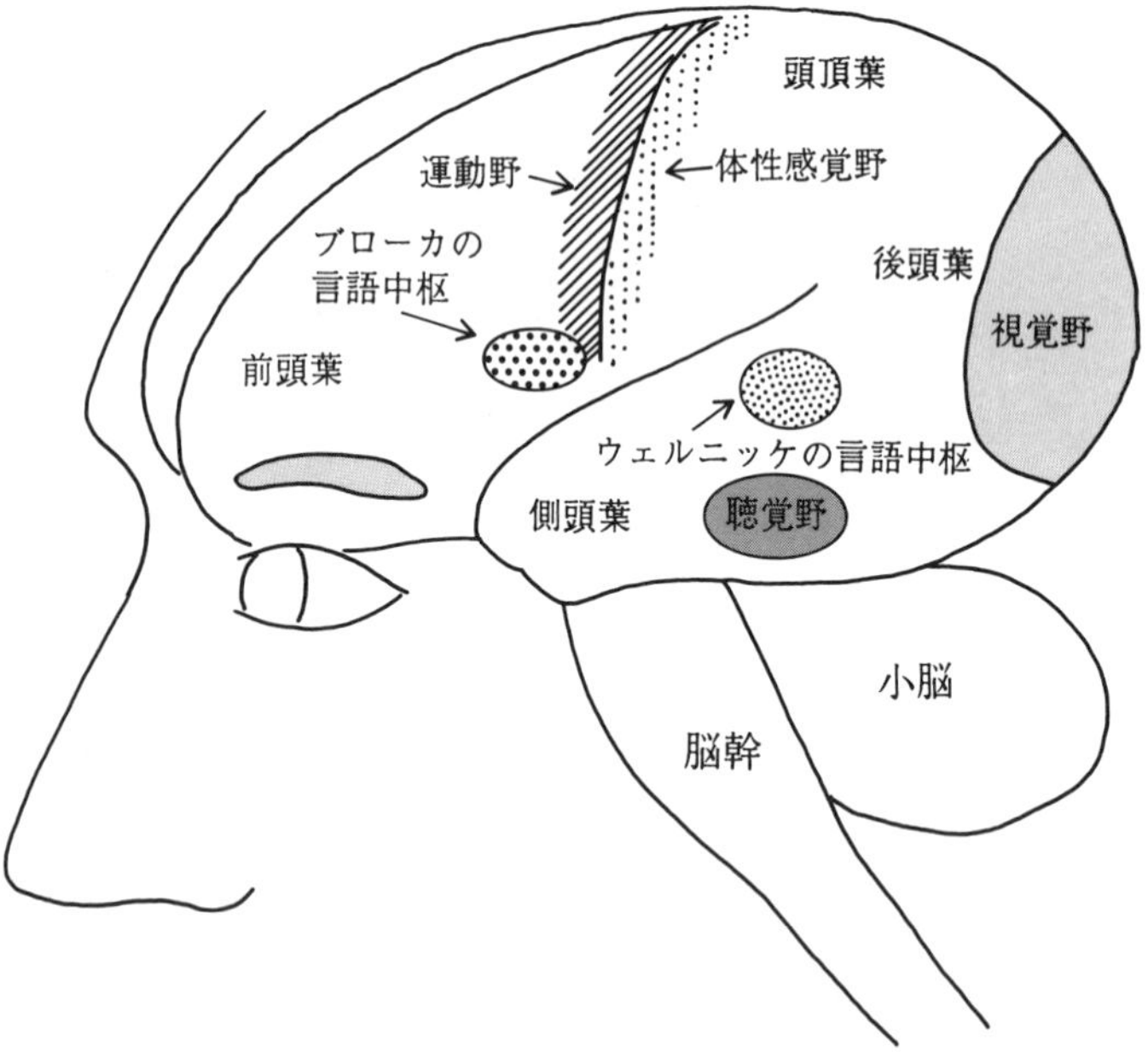
頭頂葉
運動野
体性感覚野
ブローカの
言語中枢
後頭葉
視覚野
前頭葉
ウェルニッケの言語中枢
側頭葉
聴覚野
小脳
脳幹

図1－2　脳の機能の局在

## ☆脳による情報処理

脳による情報の処理に関して、一番研究されているのは視覚です。

私たちの外界は、網膜にその像を結びます。従って、網膜が損傷《そんしょう》を受ける――例えば、糖尿病で網膜に出血が起こり、剝離《はくり》してくると目が見えなくなります。

しかし、網膜がしっかりしていても、ものが見えるとは限りません。まず後頭葉の第一次視覚野が健全でなくてはなりません。事故などで、後頭葉に損傷が起こると、やはりものを見ることができません。

ところが、網膜も後頭葉も健全なのにものが「見えない」という人もいます。脳の機能を述べる上で、このことはとても重要です。

では「見える」とはどういうことでしょうか。

私たちの目が、生まれつき働かず、盲目の状態が続いたとします。しかし成人してから、目が偶然開いたとします。この時私たちは、自分の見たものが何であるかを理解できるでしょうか。

このような人の例は、歴史上二〇人もいないといわれます。その中で最も有名な英国の患者S・Bについては、拙著『癒す力の科学』（日本教文社刊）の中で、すでに詳しく述べました。しかし最近になって、米国の神経学者オリバー・サックスが、バージルという患者について詳しく調べた結果が報告されました。

本書では、その例をあげて、いったい「ものが見える」とか、何かが「分かる」とはどういうことなのか、そしてそのことと私たちの幸せが、どのように関係しているか、という問題を考えてみたいと思います。

## 2 感覚の不思議

### ☆バージルの境遇

オリバー・サックスは、一九九一年の十月のある日、米国の中西部の町の牧師から電話を受けました。その牧師の娘の婚約の相手である、五十歳の男性バージルのことでです。

バージルは、生まれた時には正常な視力をもっていました。しかし彼の母親は、バージルの視力が弱いことを知っていました。なぜなら、彼はあまり周囲が見えない様子で、よくものにぶつかっていたからです。

ところが三歳の時、バージルは一度に三つの病気に罹《かか》りました。それは髄膜炎《ずいまくえん》・ポリオ・猫の掻《か》き傷からの感染による高熱の三つでした。

彼は高熱を発し、痙攣《けいれん》発作《ほっさ》を起こし、目が見えなくなりました。また同時に、足が麻痺《まひ》し、呼吸も困難になりました。そして発病一〇日後に、ついに昏睡《こんすい》に陥《おちい》ったのです。

この昏睡は、二週間も続きました。彼が昏睡から目覚めると、母親は、彼が別人のようになったことに驚きました。なぜなら彼の動きがゆっくりで、何もしたがらず、病気前のわんぱくぶりが、まったく陰をひそめてしまったからです。

それでも一年経つと、彼の足の力は次第に強くなり、胸郭の動きもたくましくなってきました。視力もかなり回復しましたが、網膜は明らかに障害を受けていると診断されました。そしてバージルが六歳になった時、白内障《はくないしょう》が始まり、彼は再び目が見えなくなったのです。この年にバージルは、盲学校に入れられ、ここで点字と杖の使用を覚えました。しかし学校でも彼は、非常に静かで、自分から何かをするということがない少年だったのです。

二十歳で学校を卒業すると、彼はマッサージ・トレーニングを受け、ＹＭＣＡに雇《やと》われました。彼のマッサージの腕はとてもよく、お得意客も多くつき、ＹＭＣＡも、彼を雇ったことを喜びました。そしてＹＭＣＡと道をはさんだ所に、彼は家を与えられました。

彼は、生きる目的をもちました。同時に、自分に自信をもつことができました。彼はスポーツが好きで、野球の放送を聞くのが楽しみでした。彼は野球の選手の名前や勝敗、打率といったデータに関して、驚異的な記憶力をもっていました。

また彼も恋をし、何人かの女性とつき合いました。さらに彼は、家族、特に母親思いで、よく缶詰《かんづめ》などを贈っていました。

## ☆バージルの眼が開く

バージルの恋人は、アミーといいました。彼女は中流家庭に育ち、カレッジで植物学の学位を取った後、ＹＭＣＡで水泳のコーチとして働いていた時、バージルと出会いました。二人は何回かデートをしたのですが、結局、彼女は学問の方を選び、大学院に戻りました。そこで彼女は、別の男性と知り合い、結婚しました。

彼女は、果樹園を経営していましたが、いつからか激しい喘息発作が起こるようになり、結局その仕事を諦《あきら》めざるを得なかったのです。順風と思われていた結婚生活にも、色々な波風が起こりました。そして数年後、アミーは夫と離婚していました。

一方、バージルです。彼は、マッサージの仕事を続けていましたが、ある日、暗い気分に襲われました。その時、ふとアミーのことを思い出し、電話をかけてみました。

それから二人は、三年間の電話交際をした後、一九九一年に再会したのです。

運命は、彼らを再び引き合わせたのです。

ところが、その頃のバージルは、人との交際を避けるようになっていました。毎日、YMCAと家とを往復する生活です。彼は家に帰ると、ラジオでの野球放送に熱中しました。アミーは、彼の視力が回復すれば、また元気なバージルが戻ってくるのではないか、と思うようになりました。

バージルは、多くの病院で視力の検査をしてもらっていました。すべての医師は、バージルに手術を勧めませんでした。なぜなら、彼の網膜はもう機能しなくなっているので、手術は無意味だと考えたからです。

しかし、アミーは諦めませんでした。彼女は、駄目でもともとなら、手術を受けた方がよいと考えたのです。一方バージルの母親は、手術には反対でした。つまり彼は、今のままでも充分幸せなのだと考えたのです。

バージル本人は、「どちらでもいい」という態度でした。

それでも結局は、その年の九月半ばに手術を受けることにしました。バージルの眼の水晶体《すいしょうたい》が取り除かれ、レンズが挿入され、手術開始から二四時間後に包帯がまかれました。

そして、いよいよ包帯が取り除かれる時がきました。

結果はどうだったのでしょうか。包帯がとれた後、まずバージルは、空虚な感じで前を見つめていました。そばにいる包帯を持ったままの医師にも気がつかないようでした。後《のち》にバージルは、この時のことを次のように言っています。

「自分は何を見ているのか全く分からなかった。光があり、動きがあり、色があったが、すべてが混ざってしまい、意味をなしていなかった。ただボーッとして見えた。その時『どうだね』という声が聞こえた。それでやっと、見ているものが顔だと分かった」

この感想は、前掲書で紹介した英国のS・Bという患者の場合と全く同じです。S・Bも、生まれてからずっと盲目の人生を送ってきましたが、成人して後、角膜《かくまく》移植手術で目が開いたのです。彼も目が開いた瞬間、ボンヤリした光景しか見えなかった、そして医師の声を聞いた時、それが「顔だと分かった」と言っています。

このことは何を意味するのでしょうか。

## ☆「見る」とは何か

私たちは、外界を見て、目に映るものを理解できます。しかしこれは、目があるから「見える」ということを証明しません。

じつは私たちは、生まれてからずっと「見る」訓練をしてきたのです。網膜に映った外界の像も、そしてそれが結んだ後頭葉・視覚野の像も、私たちの心が、見る訓練をされていなければ「見えない」のです。つまり、外界が分かるというのは、私たちの心が分かるということなのです。脳に外界の情報が入れば、自動的に「何か理解できる」というものではないのです。

私たちが、目の前にある四角い箱を見るとしましょう。これを少し斜めから見ても、もっと横から見ても、私たちはそれが「箱」だと分かります。しかし網膜では、それらの像はみな別なところに映っているのです。

脳でも同じです。目を少しずつ動かせば、視覚野の像は少しずつ変化します。しかし私たちは、それを箱だと理解します。なぜでしょうか。この問いに対して、脳は、もともとこのような像を、同じものだと理解するようにできている、という解答が正しいように思われるでしょう。

しかし、バージルやS・Bの例は、そうではないといいます。彼らは、すこし顔を動かすと、見ているものが、元のものと同じかどうか、分からなくなったのです。バージルはそのため、おもちゃの人形を色々な角度から飽きることなく見つめ、それが同じものであることを覚えてゆかなくてはなりませんでした。

同じことは触覚についてもいえます。私たちの右手に何かが触《ふ》れたとします。その場所の受容器は「触刺激」を受け、その興奮を神経に伝え、神経は脊髄内でシナプスを作り、次の神経に興奮を伝えます。

このように興奮は、次第に大脳皮質に近づき、ついに頭頂葉の体性感覚野の右手の部分に到達します。ここが刺激されることが、右手に何かが触れたことが分かる第一歩です。この情報は、脳内の別な所にも送られ、私たちは結局どこが触れたのか分かります。

しかしこれも生まれつき分かるのでなく、視覚と同じように、長い間の訓練により、どこが触られたか分かるようになるのです。世の中には生まれつき何も感じず、中年になってはじめて触覚を得た、などという人はいません。しかしもしいたら、バージルやS・Bのように、どこに触られたか、おそらく分からないでしょう。

つまり、私たちが外界を理解できるのは、生まれつき脳が、外界を理解できるような仕組みに作られているためではなく、脳の絶え間ない訓練の結果のためなのです。

もともと私たちは、外界がどうなっているのかを、感覚を通して知るのですが、それは私たちの心が理解する外界であり、他人が同じように感じ、理解しているかどうかは分からないのです。

とすると、世界＝外界は、与えられたものでなく、自分で作りだすものだということになります。つまり世界は、自分の心が作りだしているものであり、また世界を理解できると、それが自分と一体のものであると分かるのです。

バージルの目が物を見ると、神経はそれを脳に伝えます。脳はその刺激を受けますが、それが何を意味するのかが分かりません。

この結果、バージルは目が見えなかった時より、もっと障害があるような態度を示しました。今までもっていた自信を、次第に失ってきたのです。

多くの場合、彼は触らないと物が理解できません。彼は字が読めましたが、それは点字で覚えていたことによりました。ところが文章全体となると、何のことか分かりませんでした。

## ☆「見える」の意味

私たちは、視覚によって世界を一瞬に、同時に理解できます。右にある木、左の人、間にある道を、同時に見ることができるのです。つまり私たちは、空間に生きることができます。

しかし盲目の人は、時間の流れと共に生きます。手で触ることで物を理解する場合には、ある場所から別の場所に次第に手を動かしてゆきます。つまり触覚で世界を理解する時には、全体が同時ではないのです。耳で聞く場合はどうでしょうか。話を聞く時にも、最初の言葉、次の言葉という具合に、連続的に脳に情報が入ってきます。同時にものごとが分かるということはありません。このことを「時間の流れと共に生きている」というのです。

このように脳が、時間の経過と共に外界を理解できるようになっているのに、突然視覚が与えられ、外界を空間的に理解することを強いられると、本人は混乱してしまいます。今まで触覚や聴覚のみで、充分幸せであり、問題なく生活できていたのに、視覚が入ってくると、本人の判断の邪魔になってしまう、というのです。

このことは、もう一人の患者S・Bの場合によく見られました。S・Bは、博物館で旋盤《せんばん》を見せられたのですが、どうしてもそれが何か分かりませんでした。しかし旋盤に触れた途端《とたん》、「分かった！ 触《さわ》ったら見えた」と叫んだのです。つまりS・Bには、指で触ると「見える」のでした。

さて、バージルはその後どうなったのでしょう。彼らは十月に結婚式をあげました。ところが、その頃からバージルは、盲目のように振る舞いだしました。他人につき添われなければ、動くこともできません。友人や家族の誰もが、バージルの目が見えるなんて信じませんでした。

翌年の二月、バージルは重症の肺炎に冒されました。彼は呼吸困難に陥り、血液の酸素量も減少し、炭酸ガスの濃度は上昇しました。彼の意識は薄れ、炭酸ガス濃度が高い日には、全くものが見えなくなるのでした。

オリバー・サックスは、呼ばれて彼の視力を検査しました。しかしバージルは、視力を完全に失っていました。ある時サックスは、彼にリンゴを見せました。しかし彼は、それが何なのか分かりません。そこで彼の手にリンゴを与えると、彼の顔は瞬間に輝きを増し、即座にそれが「リンゴだ」と言い、その皮の状態、光沢などを正確に説明したのです。

まさに彼は、指で見ていたのです。目の検査では、彼の網膜は全く活動をしていません。つまり、もはやバージルの目は見えないのです。しかし彼はまるで見えている人のように、物体を触るだけで判別できました。

サックスは、バージルが本当の自分の世界を取り戻した、と述べています。つまり、視力を得たことで、彼はかえって不幸になり、精神の安定を失い、再び視力を失うことで、かえってもとの自信をとりもどした、と言っています。

どうしてこんなことになってしまったのでしょう。

## ☆脳の機能の回復

私たちの脳は、環境の変化に適応して変わってゆく能力をもっています。これを「可塑《かそ》性《せい》」といいます。例えば、私たちの言語中枢は、原則として左脳にあります。大人になって、左脳の言語中枢の部分が怪我《けが》をしたり、血管が詰まって血液が流れなくなり、酸素や栄養物が行かなくなると、言語中枢の神経細胞は死滅し、言葉が話せなくなります。これを失語症といい、脳梗塞などでよくおこります。

ところが若い時、または幼児期に、同じようなことが起こり、言語中枢が障害されると、言語中枢は右脳に移ってしまいます。そしてしばらくすると、言葉が話せるようになります。つまり脳は、変化するのです。

少し詳しく述べます。右脳か左脳のどちらか一方が、完全に障害されたとします。前述のように、私たちの身体《からだ》の右側は、左脳により支配されています。逆もまた同様です。従って、もし右脳が完全に損《そこ》なわれると、身体の左側は、感覚がなくなり、動かすことができなくなります。これは決して左脳によって、取って替われる機能ではありません。

ところが、子供の時に右脳が怪我をし、手術でそちら側の脳を剔出《てきしゅつ》した場合、不思議なことが起こります。この子は、訓練によって両方の腕を動かし、両方の身体が感覚をもつようになるのです。つまり、左脳からの命令が、身体の右側だけでなく、左側にも伝わるようになるのです。

もともと神経は、お互いにシナプスでつながり合っているのですが、よく使うシナプスは生き残り、使わないシナプスは自然消滅してしまう――という性質をもっています。つまり、使っていない神経の連絡はなくなってしまうのです。

右脳が正常の場合、常に身体の左側に、右脳から命令が行っていますし、身体の左側の触覚や痛覚の刺激は、いつも右脳に伝わっています。ですから脳は、右側の身体は左脳により、また左側の身体は右脳により支配されるような神経の回路（道筋）を、次第に作ってしまうのです。

ところが、右脳が突然なくなると、左脳は身体の右側部分だけでなく、左側にも命令を伝えるようになるのです。そのような道筋が、徐々にできてくるのです。そして、ついに一方の脳が、身体の両側を支配できるようになるのです。

しかし注意すべきことは、このつながりは、放っておいてできてくるものではないということです。「何とか左側の身体を動かそう！」という意志と、それに基づいた訓練によって、次第に新しい回路が形成されてくるのです。すると、回路を形成するのは、脳の別の所からの命令なのです。つまり「左の身体を使え！」という命令が、神経のつながりを変化させることになるのです。

では、別の所とはどこでしょうか。何とか身体の右側を使おうとさせるもの……それは何でしょうか。

## ☆心の持ち方一つ

人によれば、それは脳そのものに備わった機能であり、特別なことではないと言います。

一方、それこそが「心」だという人もいます。

恐らく、この問題に対する科学的な正解はないでしょう。であるなら、あなたがどう考えるかが問題となるでしょう。私は、やはりそれが心だと思っています。従って、本書では、私たちに何かをさせようとする深い思いを「心」と呼んでいます。この心が、人の脳を、さらに身体を変えてゆくのです。

「脳に変化が起こる」という事実をよく考えると、私たちの感じ方、身体の動かし方が、脳に変化を起こさせるものの正体だということであり、突き詰《つ》めれば、それは「心の持ち方」によって変化する、ということになるのです。

「やる気」があると、脳も身体も、そのやる気が目指す方向に変化しはじめ、ものごとを成就させる力となるのです。

心の持ち方一つで、仕事も家庭も人間関係も変化して行くのです。

もし、私たちに意欲がなければ、新しい脳の回路（シナプス）などは、形成されません。

それとは逆に、私たちが誤った考えや欲望をもっていると、脳の回路はそのように形成され、私たちの性格を変え、態度を変え、さらに能力の発揮を妨げ、結局私たちの人生を失敗へと導いて行くのです。

前述のように、本書では、脳の力＝心の力を「脳力」と名づけています。

では、脳力はどのような原理で発揮されるのでしょうか。可能な限り脳力を発掘し、使うためには、どのようにすればよいのでしょうか。

以下の章では、具体的な項目をあげながら、最新の医学の情報をもとに、その答えを探して行きたいと思います。

# 第二章　健脳への旅

# 1 よく眠るにはⅠ――眠りの脳科学

☆健康への道は、よい睡眠から

睡眠不足は、体調を悪くします。

どんなに栄養のある食事を心掛けていても、スポーツで身体を鍛えていても、過酷な労働を控《ひか》えていても、もし睡眠が充分でなければ、あなたは必ず体調を害するでしょう。ナポレオンのように、人間は三時間しか眠らなくてもよい、と一概に考えるのも、愚の骨頂《ぐこっちょう》でしょう。なぜなら、よき睡眠にとって、眠る「時間」は問題ではないからです。

さて、あなたは毎晩よくおやすみでしょうか。「眠れない」「どうも睡眠が足りない」という悩みは、現代社会にはつきものです。なぜ眠れないと悩むのでしょうか。それは不眠が身体を害することを、みんな知っているからです。

眠りについては、以前『眠りは百薬の長』(講談社刊)という本に書きましたので、本書では最近の「眠りの研究」を紹介しながら、どのようにしたらよい眠りを得ることができるのか、という問題を考えてみたいと思います。

眠りは「精神状態」と関係します。

心配事がある時、不安な時、気分がすぐれない時、私たちはなかなか寝つけません。或いは、心配で早く目が覚めてしまったという経験は、誰にでもあると思います。

しかし、少しくらい寝られない日が続いても、人は必ず眠くなります。従って、時間的な制約の中で、眠りたいのに眠れない場合は、それほど気にせず、眠れる時に眠ったらよいのです。問題は、悩みが多くて眠れない時です。或いは、不安で眠れない時です。

このような不眠は、どのような理由で起こるのでしょうか。

外国には、こんな習慣が数多くあります。それは、「夜眠れない時には、ミルクを飲む」という習慣です。これは今まで、ミルクでお腹《なか》をふくらませるから、眠くなるのだと思われてきました。しかし、長い歴史のある習慣には、何か特別な理由があるものです。

## ☆イプロニアジドとウツ病

一九五〇年代に、抗結核薬による化学療法が始まりました。その代表は、イプロニアジドという物質です。

さて、一九五三年のある日、米国の新聞に、結核療養所の患者がダンスに興《きょう》じている写真が載《の》りました。ダンスに興じる患者たちの姿は、ただ単に結核が治って喜んでいる光景というより、何かもっと強い「生きる喜び」に満たされた瞬間の映像のように見えました。

この写真の謎は、四年後に明らかにされました。つまり、イプロニアジドは、結核を治療しただけでなく、それ以外の効能をもたらしたためなのです。

四年後の一九五七年。シラキュウスにおける学会で、イプロニアジドは「ウツ病」に効果があるという報告が出されました。このニュースが「ニューヨーク・タイムズ」で報道されると、イプロニアジドは、ウツ病の特効薬のように、多くの精神科医が用いるようになりました。最初の一年で、じつに四〇万人のウツ病の患者が治療されたといわれます。

この薬は、急速に広がりました。精神科の医師からの注文が、急増しました。イプロニアジドはすでに、結核の治療薬として用いられてきた実績があるため、医師はさほど副作用を気にせずに使用したのです。

ところで、当時は、精神疾患に対して、全くといってよいほど有効な治療法がなく、色色な極端な手段が、治療に用いられていました。例えば、脳に強い電気を通して痙攣《けいれん》を起こさせる「電気ショック療法」がありました。この際、全身の筋肉が激しく痙攣するため、骨折が起こりがちです。重症な患者に強い電気をかけたため、脊椎骨《せきついこつ》が骨折したこともあります。

最近でも、薬の効かないウツ病に、電気ショック療法が用いられています。この場合、筋弛緩剤を与え、全身の筋肉が痙攣することを防ぎます。

また、血糖を下げるインスリンを与え、昏睡させるインスリン療法も用いられました。これもショック療法です。

糖尿病の際、インスリンを摂《と》りすぎると、血糖値が下がり、意識を失って死亡することがあります。このため、糖尿病の人は、「私はインスリンを使っています。もし意識を失っていたら、このアメをなめさせてください」と書かれた札を、ポケットなどに入れています。

しかし、このようにインスリンで意識を失わせることは、きわめて危険なことなのです。にもかかわらず、インスリンによるショック療法が用いられていたのです。なぜなら、それ以外に有効な治療法がなかったからです。

　このように、ウツ病は、人類の大敵だったのです。

## ☆食べ物と反応する薬・イプロニアジド

　さてイプロニアジドは、ウツ病によく効きましたが、同時に多くの人の血圧が上がり過ぎ、逆に脳出血で死亡する人が相次ぎました。

　それも、ある種の食べ物を摂った時に、血圧が上がるらしいことに注目が集まりました。このため米国では、ウツ病に対するこの薬の使用が禁じられました。

　ところがその頃、イプロニアジドによる血圧上昇の副作用の新聞記事を読んだイギリスの薬剤師が、

「その症状は、私の妻の血圧上昇の場合とよく似ている。妻は、イプロニアジドを処方してもらっていたが、チーズを食べると急に血圧が上がったが、ミルクやバターを食べた時には何にもなかった」

という手紙を主治医に送りました。

　主治医のブラックウェル博士は、これを見て最初は何も気に留めませんでした。なぜな

ら、それまで食べ物と反応する薬は、知られていなかったからです。しかし調べて見ると、彼の患者の中で、チーズを食べた後で血圧が上がった人が大部分だったのです。そこで彼は、その原因を追及し始めました。

その結果、イプロニアジドは、モノアミンオキシダーゼ（ＭＡＯ＝マオ）という酵素《こうそ》の作用を抑えることがわかりました。

マオという物質は、チーズの中のメチラミンという血圧上昇物質を分解して、体内に取り込まれないようにします。ところが、イプロニアジドが、この分解を阻害するので、メチラミンが体内に入って、血圧が上昇するという機序《きじょ》が分かりました。

そこで、メチラミンのような物質を含む食べ物を、イプロニアジドと一緒に食べないように指導をするという条件で、米国でもイプロニアジドのような薬（ＭＡＯＩ＝マオ阻害剤）が再導入されました。しかし、あまりに多い禁止食品に、米国の精神科医は、マオ阻害剤の使用に、再び及び腰になってしまいました。

## ☆脳内アミンの減少とウツ病

ところでもう一つ、マオ（ＭＡＯ）と関係する現象が見いだされました。インドでは、昔から鎮痛・鎮静剤として、「インド蛇木」という植物の根が、ヒンドゥー教の宗教家の間で用いられてきました。ところがある時、インドの内科医が、これは高血圧に効果があると発表しました。

これに注目したスイスの製薬会社チバガイギーは、インド蛇木の根からレゼルピンという物質を抽出しました。そして、これを高血圧の薬として売り出しました。この薬は世界的によく用いられたのですが、使用している人の二〇パーセントほどの人が、今度はウツ状態になったのです。そして時には、自殺者まででました。

さらに調べると、レゼルピンを用いた患者の脳（と血小板）に、セロトニンとかノルアドレナリンといったアミン（または脳内アミン）類が少なくなっていることが判りました。

セロトニンやノルアドレナリンは、血管に対しては収縮的に作用するもので、もしこのアミンが少なくなれば、血管が収縮しなくなり、血圧は下がるというわけです。脳内のアミンが減少すると、ウツ状態になるのです。

一方、マオ阻害剤には問題があるといっても、とにもかくにもウツ病に効《き》く薬があることは、大変な発展です。スイスの神経薬理学の専門家、ロナルド・クーン博士は、カゼをひいた時にのむ風邪薬（あるいはアレルギーの薬）が「眠気を起こす」ことに注目しました。

なぜカゼ薬は眠くなるのでしょうか。これはカゼ薬の成分が、脳に作用していることを示しています。犯人は、カゼ薬の中に入っている抗ヒスタミン剤でした。これが引き金となり、前掲のスイスの製薬会社は、最初の精神分裂病の薬であるクロールプロマジンを開発しました。クロールプロマジンは、最初は鎮静剤として麻酔の効果を高めるために用いられました。ところが患者は、精神の安定、つまりトランキライザーの効果を示したのです。

この効果を見つけたアンリ・ラボリは、これが精神分裂病の興奮を鎮めるのに効果があるのではないかと考え、友人の精神科の医師に話しました。

一九五二年、クロールプロマジンは、精神分裂病の患者にはじめて用いられ、鎮静効果とともに、幻覚も少なくする効果が発見されたのです。このようにして、それまで全く治療法がなかった精神分裂病に、クロールプロマジンは、はじめて効果を及ぼしたのです。これは画期的なことでした。

一九五七年、クーンはやはり、抗ヒスタミン剤から新しい薬のイミプラミンを合成しました。そしてこれはウツ病に画期的に効果があると発表したのです。イミプラミンは、やはり脳内のアミンを増やす作用があることが判りました。

その理由は、次のような仕組みによります。

脳内でアミン（ノルアドレナリンやセロトニン）を、神経の末端からだし、次の神経に興奮を伝達する神経系があります（図2―1）。いずれも情動《じょうどう》（喜び、悲しみ、不安、興奮など）に関係しています。

ところが、この神経のアミンが減少すると、ウツ状態になるわけですから、できるだけ長くアミンが作用できることが大切です。

さて、セロトニン神経などの働き方です。まず興奮が神経の末端までくると、その末端からセロトニンなどが放出され、それは次の神経の膜にある受容体と結合します。その結果、興奮が次の神経に伝えられます。

もし、セロトニンなどが足りないなら、なるべく長くシナプスの間隙に存在させる方法が求められます。それには再取り込みの作用を阻害すればよいのです。セロトニンなどのアミンは、輸送体によって、もとの神経（シナプス前神経）に取り込まれるのですから、その時これを阻害すればよいのです。

イミプラミンには、この作用があったのです。

またもう一つ、アミンの量を増やす方法として、前述のマオ阻害剤があります。これはセロトニンなどアミンを分解させないようにするので、やはり脳内のアミンの量を増加させます。

このように、セロトニンやノルアドレナリンのようなアミンを、伝達物質にする神経系

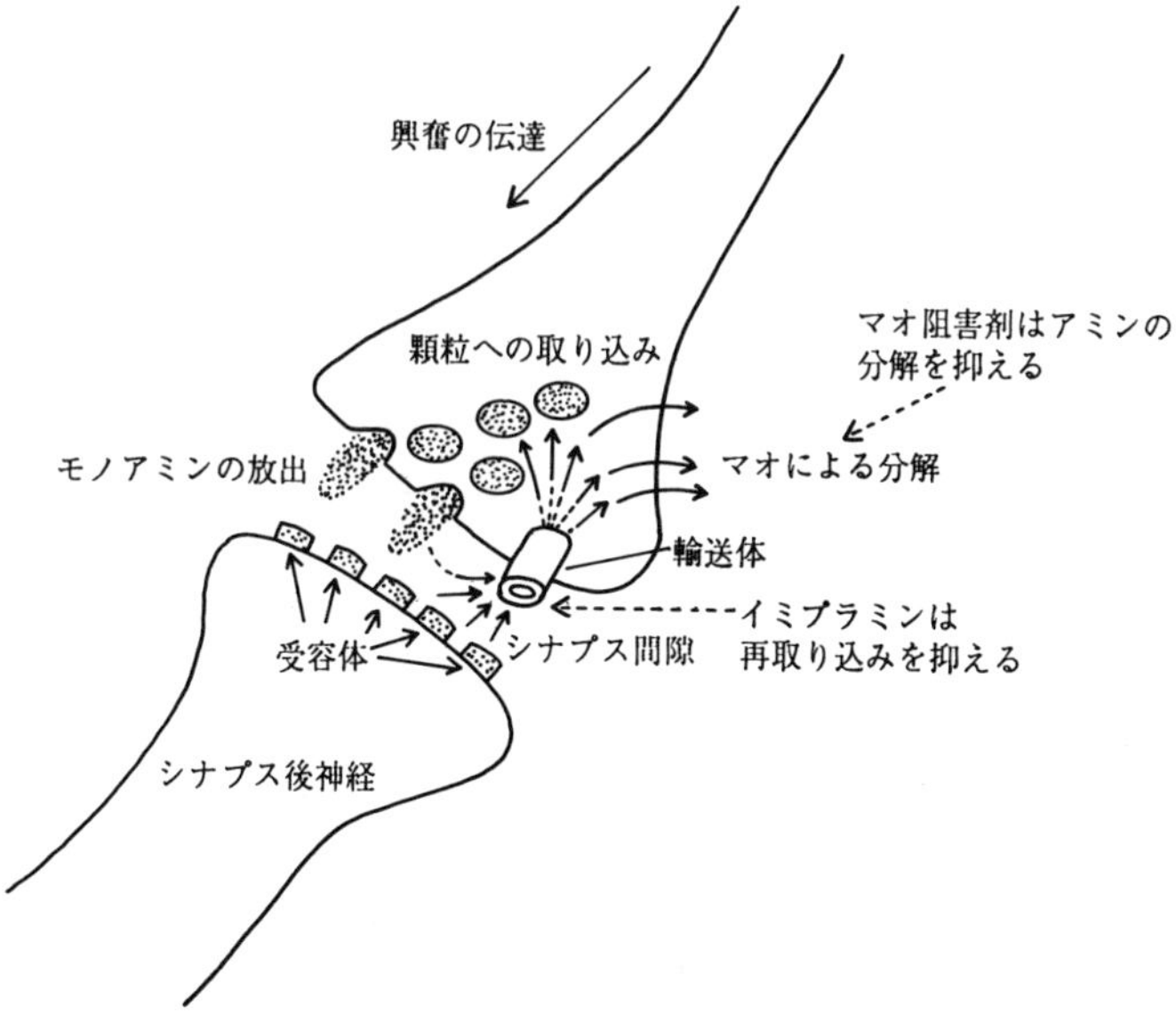


**図２－１　セロトニンなどのモノアミン作動神経の神経伝達**

が障害されて、ウツ病になるという説を「アミン仮説」と呼びます。

### ☆不眠対処法

ウツ病をキーワードにして、精神の安定に関与する脳内物質のことを、ここまで見てきました。読者のみなさんは、睡眠と健康の話をするのに、ずいぶん回りくどい解説をするものだ、とお怒りではないかと心配しています。

もう少しだけ我慢してください。

最近は、アミンの中ではセロトニンの方が、ウツ病にとってより重要だ、ということになっています。それどころか精神分裂病にも、セロトニン神経が重要な役割を果たしているといわれます。そしてセロトニンが減少すると、ウツ状態になり、睡眠もとれなくなり、後で述べるように、食欲にも異常が起きてきます。

ここまで長々と説明してきましたが、結果として、マオ阻害剤やイミプラミンを投与すると、単にウツ状態が治り、元気になるだけでなく、よく眠れるようになるのです。

つまり、当たり前のことですが、「よく眠る」ためには、精神が元気である必要があるのです。これらの機序を、脳内物質が説明してくれたのです。

であるならば、日頃から気持ちを落ち込ませず、いつも元気であることが、不眠に対処するもっとも有効な方法だということになります。また、眠れないからといって、心配したり、怖れたりすると、さらに元気をなくし、それがまたさらに眠れない原因を作ることになります。

ですから、あの『脳内革命』ではないですが、何ごとも楽天的にポジティブにものごとを考える習慣をつけることです。健全なる睡眠への出発点はそこです。

また、よく眠れるようになる行為とは、すべて心身の活性化、健全化に役立つ行為なのです。睡眠が、心身の健康に大きく関わる理由がここにあります。

ではその対処法は？

眠れない時のミルクの謎は、そのなかのアミノ酸であるトリプトファンを補給するためだったのです。トリプトファンは、脳内でセロトニンに変わります。そしてセロトニンが、陰気なウツ状態を改善し、眠らせてくれるのです。

実際に欧米では、トリプトファンが睡眠薬として用いられています。またトリプトファンは、動物の肉にもたくさん入っているので、ある程度、良質な肉を食べることは、睡眠にとって有効なことです。

つけ加えるなら、セロトニンからメラトニンという物質が、脳の松果体《しょうかたい》で造られます。

じつは、このメラトニンという物質が、睡眠に大きく役立ちます。メラトニンについては、この後で説明します。

## ☆坐禅と睡眠

前の円覚寺派の管長・朝比奈宗源老師は、

「もし眠れなかったら、思い切って起き上がり、三〇分ほど坐禅をしてごらんなさい、必ず眠れます」

と述べておられます。

また朝比奈老師と同じ頃、円覚寺で修行され、印可を得られた辻雙明老師は、

「はじめ円覚寺で坐禅した時、今までにないほど眠れた、これがまた自分を坐禅に引きつけた理由である」

と述べておられます。

つまり、坐禅のような精神を統一することには、単に「悟り」を得る効果があるだけでなく、精神の健全化を保つ効果もあるのです。だからこそ、宗教では、修行に瞑想や精神統一が課されているのです。このような行為をなせば、私たちは自然と眠れるようになる

ものです。このことは、睡眠の意義を考える上でじつに重要です。

私たちの身体は、栄養価のあるものを食べて、満腹すると、精神的に落ち着くような仕組みになっています。それは、精神の安定に必要なセロトニンが、脳内に増えるからです。

このように、安定した精神状態にあると、私たちは安眠できるのです。同時に、翌日の活力を高めることもできるのです。

恐らく、気分の安定、精神的な落ち着き――といった快感は、人に労働を厭《いと》わないような気持ちをもたらすのでしょう。ウツ状態の人は、だらだらと時間を送り、活動性に欠けます。

食事→満足→睡眠→活動といったサイクルは、優《すぐ》れた集団、優れた種族を作りだしたのです。食事・睡眠・精神的安定は、密接に関係するのです。

このように考えると、精神の安定こそは脳力を高め、脳力がよい睡眠を確保しているという結論がでてきます。

# ②よく眠るにはⅡ——睡眠調節物質の秘密

## ☆「時差ボケ」と生体《せいたい》リズム

睡眠について、すこし別の角度から考えてみましょう。

私たちは普通、昼間起きて夜眠っています。ところが、ネズミなどは、夜起きて昼間眠っています。つまり夜行性です。このように動物によって、眠る時間帯が異なります。

動物だけでなく、植物も、昼間、葉が開くものがあります。これは単に明るいとか暗いとかという問題ではありません。

たとえば、ネズミを一日中薄暗い部屋に入れておいても、ちょうど前の日に目を覚した頃に起きだし、前の日に眠りだした頃に眠りに入ります。実際には、翌日は前日より少し遅れて眠りだします。

もしもう一日、薄暗い部屋に入れておいても同じです。やはり前の日より少し遅く目が覚《さ》める、といったことを続けます。ヘリオトロープという植物は、昼間葉を開きますが、真っ暗い部屋に入れて置いたとしても、翌日は、前日より少し前くらいの時間に葉を開きます。

このように、ある時間になると、身体にある変化が起こるという現象を、「生体リズム」と呼びます。これはどの生物でも、体内に備わっているものです。あるいは、一日のある決まった時間に起きる、という意味で、「日周リズム」とも呼ばれます。

さらに、生体にはこのような変化を起こさせる「時計」があるらしい、ということで、これを「生体時計」とも呼びます。じつはこの時計をセットするのは「光」です。

人間の場合、朝になると目がさめますが、一二時間くらい時差のある所でも、同じ時間に目がさめるのです。日本の朝六時は、米国のニューヨークでは夕方の四時ですから、日本からニューヨークに行くと、最初は夕方から目が覚めるようになり、夜中に眠れなくなります。

ところが翌日の朝になると、日本では夕方ですから、急に眠くなり、その後一日中眠いという状態が続きます。これが時差ボケです。

しかし、このような状態がいつまでも続くわけではなく、何日かたつと朝、ちゃんと目が覚めるようになります。つまり、生体時計がニューヨークの時間にセットされたのです。ではなぜ、時計が変わったのでしょうか。それは太陽の光です。光は、脳の視交差上核《しこうさじょうかく》という所に作用して、時計をセットし直します。つまり、生体時計は、視交差上核にあるのです。そして時計が変わると、それに伴《ともな》って、生体の色々な機能も変わります。

例えば、成長ホルモンは夜分泌され、副腎皮質《ふくじんひしつ》ホルモンは、朝多く分泌されるのですが、生体時計がニューヨークにセットされると、日本にいる時の朝に分泌されていた副腎皮質ホルモンは、一四時間遅れてニューヨークでも朝に分泌されるようになるのです。

☆松果体《しょうかたい》――メラトニンが造られる魂の座

私たちの皮膚《ひふ》には、メラニンという色素があり、これが私たちの皮膚の色合いを決めます。メラニンは、メラニン産生細胞で作られますが、脳の下垂体《かすいたい》のホルモンによって、この色素の多い少ないが決まるのではないかと思われていました。なぜなら、副腎皮質刺激ホルモンが少ないと皮膚が白くなり、多いと黒くなるからです。

米国エール大学のアーロン・ラーナーは、これが下垂体中葉《ちゅうよう》からでるメラニン細胞刺激ホルモンによって起こること、そしてこのホルモンが、副腎皮質刺激ホルモンと一緒に造られることを見いだしました。

ラーナーは、皮膚を黒くするホルモン（副腎皮質刺激ホルモン）があるのなら、メラニンの量を少なくするホルモンもあるはずだと考えました。そこで文献を調べてみると、すでに一九一七年に、脳の松果体という小さな臓器をすり潰《つぶ》して、オタマジャクシのいる水槽に加えると、オタマジャクシの皮膚が白く、透《す》き通って見えるという報告があったのです。そこでラーナーは、松果体を大量に集め、これを抽出すれば、メラニンをなくす未知の物質が得られるはずだと考えたのでした。

ずいぶん前置きが長くなりましたが、ここからが本題です。松果体の話です。松果体は、脳室の後ろで、小脳のすこし上にある小さな臓器ですが、いったい何をしている臓器なのか、昔は全く判りませんでした。有名な哲学者のデカルトは、ここに霊気が宿り、霊魂は身体の外から、ここに命令を伝え、霊気は神経の管の中を伝わり、必要な身体の部分を動かす——と考えたのでした。つまり松果体は「魂の宿る所」だと考えられていたのです。

ところで、松果体は、鳥などでは「生体時計」がある所だということが判ってきました。しかも驚いたことに、松果体の細胞自体が光を感じ、これに反応するというのです。従って、鳥は朝になると、さえずりだします。ところが皆既日食《かいきにっしょく》で暗くなると、急に鳥はさえ

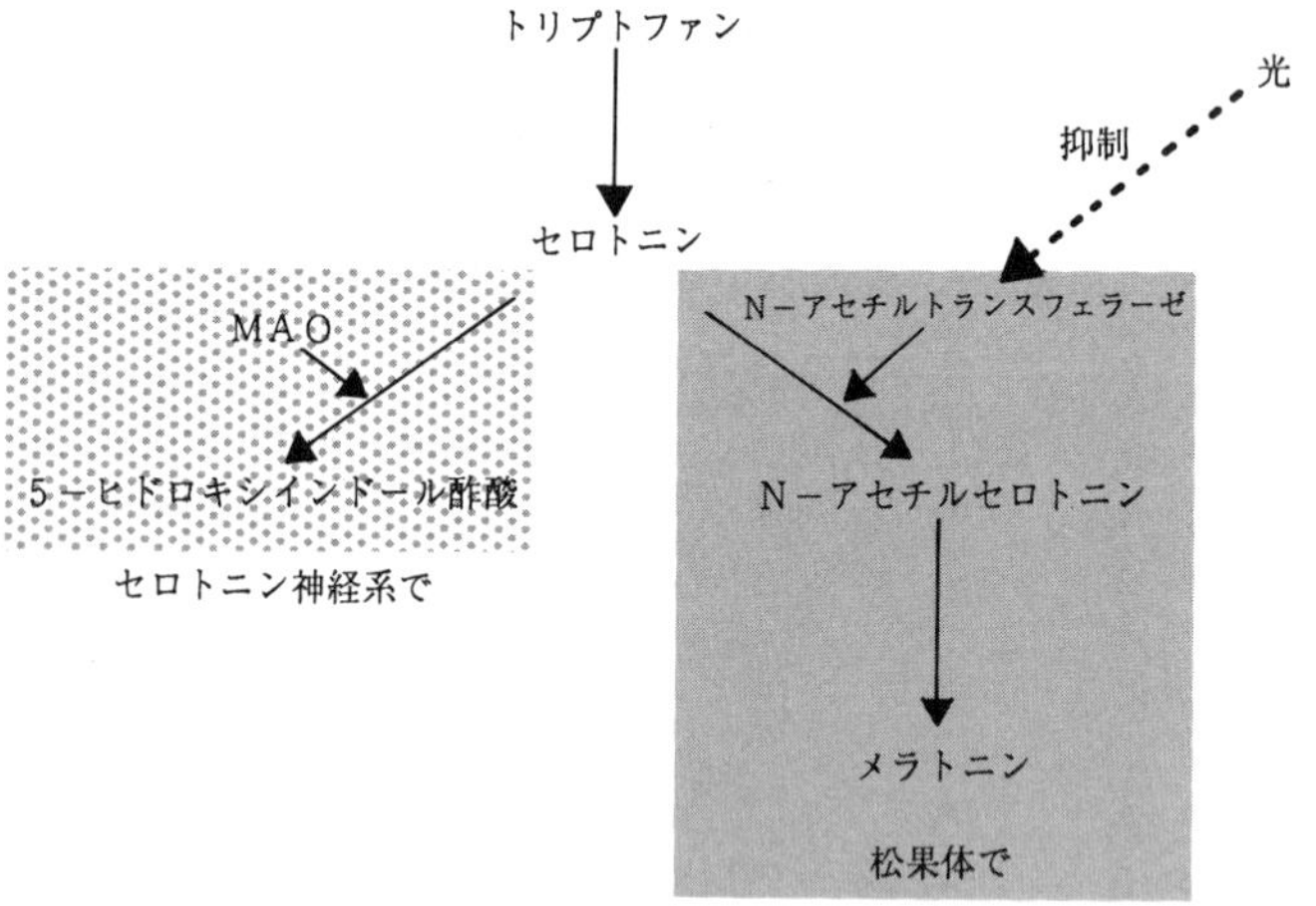


●セロトニン神経では、セロトニンはマオ（MAO）で分解される。

●松果体では、N－アセチルトランスフェラーゼで、N－アセチルセロトニン、さらにメラトニンになる。

●N－アセチルトランスフェラーゼの活性は、光で阻害される。また暗い所で促進される。従って、夜メラトニンは多くなる。

**図2－2　セロトニンとメラトニンの生成**

ずりを止め、また明るくなるとさえずりだします。

驚くことに、鳥の頭蓋骨《ずがいこつ》は、光を通します。そこで、松果体の上にインクを注射し、光をさえぎると、鳥は明るくなってもさえずりだしません。そのうちに、インクが吸収されて、光が頭蓋骨を通して松果体に届くようになると、鳥はまたさえずりだします。

そこで松果体を取りだし、培養《ばいよう》します。松果体では、セロトニンからメラトニンという物質ができるのですが、この時に光をあてると、メラトニンができなくなることが分かりました（図2―2）。

図の2―2に示すように、セロトニンをメラトニンに変える酵素が、光の影響を受け、阻害されるのです。従って夜は、メラトニンが多くできます。

しかし哺乳動物、特に人間では、生体時計は視交差上核にあり、松果体さらにメラトニンが何をしているのか、依然として不明でした。

ではメラトニンは、どのような働きをするのでしょうか。

## ☆メラトニンと睡眠

一九七〇年、メキシコのアントン・テイ博士は、ボランティアで実験に参加してくれた人たちに、七五ミリグラムのメラトニンを注射しました。すると彼らはすぐに深い眠りに落ちたのです。四五分経って彼らを揺り起こすと、彼らは一様に、

「いつもは見ないような、ハッキリした夢を見た。しかも目が覚めると気持ちが充実し、力が満ちてくるような気がした」

と言いました。このことは、メラトニンが睡眠に関係し、不眠の治療薬として用いられるのではないか、という可能性を示しました。

ところで睡眠には、普通の睡眠（徐波睡眠《じょはすいみん》という）とレム睡眠とがあり、レム睡眠は、平均して三〇分くらい出現します。眠りにつくと、はじめは普通の睡眠ですが、一時間半くらいでレム睡眠が出現します。そして二時間に一回の割合でレム睡眠は起き、一晩の睡眠で約四、五回起こります。

レム睡眠は「夢を見る睡眠」とされ、脳波が激しく動きます。もしレム睡眠を取らせないようにすると、人間は次第に不機嫌でイライラした状態になります。さらにこの状態を続けますと、人は眠るとすぐにレム状態に入ってしまい、それ以上レム状態を奪うことができません。

さらに、動物でレム睡眠を長期に奪うと、次第に体重が減少し、最後には死んでしまいます。つまり、レム睡眠は、私たちの脳に重要な働きをしている、と考えることができま

す。また、レム睡眠が夢を見る時だとすると、夢は脳の健全化にとって必要なものだ、ということが分かってきます。

レム睡眠を取ること、そして夢を見ることが、私たちの身体にとって、いかに大切なことであるかが、この実験からもお解り頂けると思います。

メラトニンを服用した人は、眠りに入ると早い時期にレム睡眠に入ります。さらに眠りに入るまでの時間が短くなります。また、起きている人でも、メラトニンを飲むと緊張が和らぎ、心拍数が減り、気分が落ち着き、眠気が起こるとされます。

また、メラトニンは日周リズムを変え、睡眠を早める効果があるとされています。つまり、なかなか寝つけない人の睡眠を早め、すぐに眠れるようにするのです。またこのような作用を考えると、メラトニンは、時差ボケに効果があると思われます。事実、メラトニンは時差ボケの薬として、現在もっとも用いられているのです。

☆セロトニンとメラトニン

ところで、前の節で、睡眠とウツ病のことを述べました。つまりウツ状態ではセロトニンが少なく、それが精神状態を不健全にしている、ということです。

ウツ病では、眠れない、朝早く目が覚める……などの睡眠障害が起こります。

メラトニンは、セロトニンからできるわけで、セロトニンが少なければ、メラトニンも少なく、睡眠が障害されることになる、と考えてよいでしょう。そうなると、セロトニンの減少による睡眠障害の一部は、メラトニンの減少によると考えることもできます。

もちろん、セロトニン神経系からセロトニンを除去するような薬を投与しますと、ウツ病や睡眠障害が起こりますから、セロトニン神経自体にも、気分を変えたり、よく眠らせたりする作用があるわけです。

いずれにせよ、セロトニンがそれ自体で、或いはメラトニンを介して、気分の調整や睡眠の維持に、もっとも重要な役割を果たしていることが判りました。

ところで、セロトニン系の神経を障害すると、普通の睡眠(徐波睡眠)が少なくなり、ノルアドレナリン系の神経を障害すると、レム睡眠が障害されるとされます。この両者の関係は、まだはっきりしていませんが、メラトニンがレム睡眠を引き起こすことを考えますと、セロトニンは、間接的にレム睡眠を引き起こしていると考えることができます。

☆メラトニンが教えること

メラトニンについて、その他にも興味ある事実が発見されました。

私たちは酸素を空気中から取り込みます。これによってブドウ糖などの栄養物を酸化し、エネルギーを取りだします。ところが酸素は、一部が活性酸素《かっせいさんそ》になり、身体の色々な成分を酸化します。

酸化とは、鉄が錆《さ》びるのと同じですから、身体が錆びてしまう、と考えることができます。活性酸素は、通常の酸素からできますが、酸素よりはるかに酸化力の強い物質です。その昔、化膿《かのう》を防ぐために用いられたオキシフルは、過酸化水素という物質ですが、その強い酸化力で、細菌を殺します。じつはこれも活性酸素によるのです。この細菌と同じように、私たちの細胞も、活性酸素によって障害されているのです。そしてこれが、老化の原因と考えられるのです。

さて、酸化の反対は還元ですが、強い還元剤は酸化を防ぎます。活性酸素も還元剤で壊されます。従って、身体に多くの還元物質があれば、身体は酸化されません。

身体の中には、グルタチオンとかＳＯＤとかと呼ばれる、酵素とか活性酸素を還元したり、壊したりする物質があります。さらに、食べ物の中のビタミンＣやビタミンＥも、強い還元物質で活性酸素を分解します。

またニンジンなどの野菜に入っているベータカロチンも強い還元剤なのです。そこでビタミンEやベータカロチンなどが、ガンや老化に効くと宣伝されているわけです。

さて、メラトニンも強い還元物質です。メラトニンを飲むと、老化が抑えられる、と報じられています。事実、動物実験では寿命が延びています。また寿命を延ばす実験によって、メラトニンには、免疫系《めんえきけい》の老化を防ぐ力のあることが示されています。

脳内のメラトニンの量は多くありません。血液中のメラトニンの量は、夜のピーク時で〇・一ナノグラム程度です（ナノグラムは、一グラムの一〇億分の一です）。

このような少量のメラトニンが、正常の身体で、抗酸化《こうさんか》物質として働いているかどうかは分かりません。しかし、脳内でメラトニンが、抗酸化物質として働いている可能性はあるでしょう。

結果的に、セロトニンが多くなるとメラトニンも多くなりますから、よい睡眠がもたらされ、免疫系を強め、老化やガン化を防ぐことにつながるのです。

これらの脳内物質は、私たちに次のような結論を示唆してくれます。

一つは、よい睡眠は、昼間の活気ある精神活動から得られるということです。二つは、いつも元気を保つことが、よい睡眠の元になることです。

よい睡眠をもつことができれば、私たちは健康への階段を大きく一歩、登ることになるのですから。

## ３ガンを防ぐ

☆心とガン

心の持ち方とガンには、何か関係があるのでしょうか。

紀元二世紀のローマの学者ガレヌス（Galeos／Galenus, 129頃-199）は、「ガンは、陰気なことを考える人に多い」と述べました。「病は気から」という考えの外国版ともいうべきこの言葉は、じつは長らく無視されてきました。

しかし一九七〇年頃から、精神状態とガンの間に何か関係があるかどうか、調べてみようという気運が盛り上がりました。

特に、一九八一年の米国のシェケル博士の報告は有名です。博士は、二〇二〇人の男性の精神状態を調べ、その後一七年間にわたって、この人たちの発ガン率を調べたところ、ウツ状態の人は、通常の人より二、三倍ガンになりやすいと報告しました。

その後、同じような研究が、世界中でなされましたが、結果はまちまちでした。ウツ状態とガンは関係あるとするグループと、いや関係ないというグループの両方があり、現在まで結論がでていないのが本当のところです。

米国のジョンス・ホプキンス大学のトーマス博士は、一九四八年から一九六四年までに同大学の医学部を卒業した人たちの性格と健康状態を、一九七五年まで調べました。その結果、性格の偏《かたよ》りのある人は、精神病になりやすいだけでなく、ガンや心臓病にもなりやすい、という結果がでたのです。

また、不幸な子供時代を送った人ほど、ガンの発生率が高いことも見いだされました。この研究は、さらに同大学のシェーファー博士に引き継がれ、検討されました。

すると、感情を抑《おさ》えている内向的な人は、感情を表現する人より一六倍もガンになりやすい、という発表をしたのです。つまり、ウツ状態の人でも感情を表現することができる人は、それほどガンになりやすいことはなく、普通の人でも気持ちを抑える人ほど、ガンになりやすいことが推察されたのです。

さらに、性格とガンの関係については、次々に研究が発表されました。英国ロンドン大学のマセティク博士らは、一九六五年から一〇年間、ユーゴスラビアの町クルペンカで、病気と性格の関係について研究しました。

さらに彼らは、一九八二年から一〇年間、ドイツのハイデルベルクでも同じような研究をしました。

彼らは住民を、性格別に三つのグループに分けました。

図の2—3に示すように、タイプ1のグループは、夫や子供を失ったり、職を失ったりする時に、大きなストレスを感じますが、それをいつまでも忘れることができず、無力感、絶望感をもつタイプです。

タイプ2のグループは、このような時に、やはりストレスを感じますが、反応が異なる人たちです。この人たちは怒りを示し、攻撃的になり、興奮します。

タイプ3は、この反応性の両面をもつ人で、自律的にストレスに対処できる人たちです。

その結果判ったことは、絶望的になる人は、ガンになりやすいが、心筋梗塞《しんきんこうそく》にはなりにくい。一方、ストレスに闘争的に反応する、つまり敵愾心《てきがいしん》を燃やしやすい人は、ガンにはなりにくいが、心筋梗塞になりやすい。またこのような環境の変化に対して、自分をうまく処理できる人は、これらの病気になりにくい、ということが判りました。

これはどのように解釈したらよいのでしょうか。

| | 性格の分類 | ガンの死亡率 | 心疾患の死亡率 |
|---|---|---|---|
| タイプ1 | 絶望、無力感 | 46.2％ | 8.3％ |
| タイプ2 | 攻撃的、興奮型 | 5.6％ | 29.2％ |
| タイプ3 | 自律的処理型 | 2％以下 | 2％以下 |

**図2－3　性格によるガン、心筋梗塞の死亡率**

| | |
|---|---|
| トリプトファンを多く含む食物 | ミルク、大豆、鶏のレバー、鶏の肉、七面鳥、豆腐など。 |
| セロトニンやメラトニンを多くする食物 | トリプトファンを多く含む食物＋ビタミンB6を多く含む食物＋カルシウム、マグネシウム |
| ビタミンB6を含む食物 | アボカド、バナナ、ニンジン、レバー、サーモン、米、大豆、小麦の胚芽など。 |
| メラトニンを多く含む食物 | オート麦、トウモロコシ、米、トマト、バナナ、大麦、カイワレ大根、春菊など。 |

**図2－4　脳内伝達物質をふやす食物**

## ☆遺伝子だけでは起こらない遺伝子の病気・ガン

ガンは、遺伝子（DNA）の病気といわれます。なぜでしょうか。一九一〇年に、米国ロックフェラー研究所のラウス博士は、ニワトリの肉腫《にくしゅ》から取り出したウイルスを、正常なニワトリに注射すると、このニワトリが肉腫になる、という衝撃的な発表をしました。

そして、その後多くのウイルスが、動物の細胞をガン化することが確かめられたのです。このようなウイルスの遺伝子を、ウイルス遺伝子と呼びました。

驚いたことに、このウイルスの遺伝子が、私たち人間細胞の遺伝子として存在することが見つかったのです。例えば、ニワトリの肉腫を起こす遺伝子が、ヒトの遺伝子の中にあり、さらに正常な細胞の機能に、重要な役割を果たしているというのです。

次なる発展は、ガン細胞の遺伝子を、培養したガン化していない細胞の中に入れると、この細胞はガン化します。その時に、ガン化させたDNAの構造と正常なDNAの構造を比べると、ガン化した方のDNAは、ガン遺伝子（正確にはプロトガン遺伝子＝ウイルスにあった遺伝子と同じもの）に、ほんの少しの変異（異常）が見いだされました。つまり、あるガン遺伝子が変異すると、細胞はガンになる、ということが分かったのです。

また次なる発展は、ガン抑制遺伝子《よくせいいでんし》の発見です。それは、私たちの細胞の中の遺伝子として、ガン抑制遺伝子が存在することがわかりました。その最も有名な遺伝子は、P53とかDCCとかいうものです。これがないと、またはこれが異常になると、ガン化が抑えられません。多くのガンは、ガン抑制遺伝子の変異とか欠損によることも知られています。

しかし、ガンは一つ、二つの遺伝子の異常で起こるのではなく、異常が次第に増えて起こるとされます。つまりプロトガン遺伝子の活性化、抑制遺伝子の欠損などが次々と起こり、その結果、最後にガン化するのです。

このため、ガンは高齢者に起こるといわれます。完全にガン化するのに、時間がかかるからです。またその間、細胞を取り巻く環境の変化が、ガン化を促進させるのです。

さて、このような変化は、ガン細胞にのみ起こるのではなく、その他の細胞（さらに神経細胞）にも、同じ遺伝子による機能の異常がある可能性があります。脳の神経細胞が、少し変化している可能性もあるのです。

興味深いことに、プロトガン遺伝子は、神経の興奮に必要なものが多いのです。神経細胞の異常は、性格や考えの異常をもたらしますから、ある種の性格の片寄りがガン患者に見られる、といってもよいのです。

しかしもう一つの考え方は、絶望によって、脳内のセロトニンのような伝達物質が少なくなり、脳内のメラトニンも少なくなる。そのために、神経系の反応に変化をきたし、性格や気分の異常を起こす。同時に、身体の末梢《まつしよう》の器官への神経の刺激に異常をもたらす。さらに、もともと遺伝子の異常をもつ細胞を、ガン化することも考えられます。

実際、ガン化はたんに遺伝子の異常だけでは起こりません。これに加え、環境の影響、細胞膜や酵素の酸化などが加わり、最終的に、ガンが発生すると考えられています。

つまり、もともとストレスに抵抗性のない人は、脳内のセロトニン、メラトニンが少なく、このために神経の活動が異常を示し、さらに脳内の酸化が進み、神経のよい伝達が障害されている、と考えられます。

このように考えると、明るい、積極的な考えをもち、暗い考えを排除するように努めている人は、ガンにも心臓病にもなりにくい、と考えられます。

今度は、ガンがすでに発生した場合を考えましょう。ガンは、一つの細胞のガン化から起こります。細胞は、一つが二つに、二つが四つに――という具合に分裂してゆきます。この時に、ガン細胞も栄養や酸素を、個体から摂《と》る必要があります。

一方、生体は、異物を排除する機構が働いていますから、免疫的にガン細胞を殺したり、まわりを組織で囲んで、細胞を閉じ込めようとします。このような生体とガン細胞との綱引きが続きます。

## ☆強敵はストレス

ところで、前述のように、私たちは精神的に落ち込むと、視床下部のホルモン分泌が悪くなったり、血管が収縮したりして、生体の機能が障害されます。すると、ガン細胞との生存をかけた戦いは、ガン細胞軍団に軍配が上がることになります。何かのストレスに合うことは、ガン細胞を急に大きくし、死亡に到る原因になりかねないのです。

このように考えると、脳内のセロトニンやメラトニンを健全に働かせるような生活が、これから注目されると思われます。前述のように、もともとウツ病の素質（ウツ病の遺伝子をもつ）の人でも、最初はストレスが引き金になるのです。引き金がなければ、ウツ病は発症しません。

しかし、一度ウツ病を発症すると、次にはそれほどストレスが強くないような環境でも、精神がウツ状態になります。ストレスを加えると、動物の脳内セロトニン系の反応は変化します。

私たちの研究では、動物は、脳内のトリプトファンの量を増やして、セロトニンの減少を防ごうとするようです。

ストレスがあると、松果体は、非常に小さくなるのです。従って、ストレスに弱い性格の人は、できるだけ「ストレスを受けない生活」をする以外ないと思われます。前述のウツ病の素因のある人は、一度強烈にストレスを受けると、ガンを発生しやすいのです。

このように考えると、日常もっとも大切なことは、生活からストレスを除くと同時に、ストレスをストレスとして深刻に受けとめない、気分転換の生活をする工夫が必要です。

絶望的になりやすい（ウツの素因のある）人は、カウンセリングなどでガンにならないようにすることはできるでしょうか。イギリスの著名な心理学者アイゼンクは「できる」と言います。彼は、絶望しやすいタイプ1の性格の人に、カウンセリングを施して、ストレスを処理できるように指導しました。一〇年の経過を経て、このような指導を受けた人は、受けなかった人たちより、ガンになる率が少なかったといいます。

いつも陰気な人が、ガンになりやすいのは、脳の仕組みに原因があるのです。前述のように、脳は、陰気な環境におかれると、セロトニン、メラトニンが減少します。すると神経系自体が異常になり、身体の仕組みに抵抗性がなくなります。

また、そのような身体の異常は、ガン化一歩手前にある細胞に、異常な刺激を与えます。すると細胞は、最後の一線を越えてガンになるのです。

## ☆脳内伝達物質をふやす——食物と瞑想

脳の伝達物質——セロトニンやメラトニンをふやす食べ物を考えてみましょう。

まず、セロトニンをふやす食物です。図2—4（五八頁）にあるように、セロトニンは、大豆・チーズ・鶏肉・鶏のレバー・七面鳥・豆腐・ミルクなどに多く含まれます。

また、ビタミン$B_6$は、トリプトファンがセロトニンに変わる時に、ビタミン（補酵素）として必要です。喫煙者・飲酒者・ウツ病の人では、ビタミン$B_6$が減ることが知られています。またB$_6$は、アボカド・バナナ・ニンジン・レバー・大豆・小麦の胚芽などに多く含まれています。

また、ミネラルのカルシウムやマグネシウムも、セロトニン、メラトニンの分泌に必要です。

一方、図2—4にあるように、メラトニンは、食物にも含まれています。オート麦がもっとも多く、トウモロコシ・トマト・バナナ・カイワレ大根・春菊などに多く含まれます。また、セロトニンを多くする物質、例えばトリプトファンなどは、すべてメラトニンをふやすのです。

しかし、食べ物だけでは、明るい気持ち、不安のない考えをもてるわけでもありません。ここに心の力の関与が必要となります。私たちは、ほんらい仏の心をもつ、と釈尊《しゃくそん》は言われました。この仏心の発揮が、日頃の妄想《もうぞう》で妨げられているのです。この妄想こそ、陰気な考えをばらまき、不安を掻《か》き立てるものなのです。

脳内のセロトニン、メラトニンは、瞑想でふえるのです。これがほんらいの心の、科学的な証明です。坐禅や祈りで、自然に心は明るく、力強くなります。

また、心のほんらいの側面で考えれば、瞑想、坐禅というものは、実体のない妄想を相手にしないのですから、心を覆う雲が次第に薄くなり、ほんらいの心の光が、次第に強く射すようになるのです。これによってこそ、不安、心配、恐怖など、心をゆがめる感情がなくなるのです。

## 4 肥満を防ぐ

☆満腹？　空腹？

今から四一年前のことです。一九五六年の五月二十二日号の「ニューズ・ウィーク」誌に、「ダイエット革命は、ついに始まった？」と題する記事がでました。そこに、食事を前にして、にこやかに笑う男性の写真が載《の》せられ、「マーク・ドナウェーは、薬と運動のおかげで、二七キロの減量に成功」という見出しがついていました。ダイエットという言葉と概念が、昔からあったという、一つの事例です。

私たちの食欲は、どのように調節されるのでしょうか？

私たちの脳の視床下部には、満腹を感ずる満腹中枢《ちゅうすう》と、空腹を感ずる摂食《せっしょく》中枢があります。満腹中枢が刺激されると、人は満腹を感じ、食べなくなるわけですが、満腹中枢を壊《こわ》してしまうと、人は満腹を感ぜず、いくらでも食べるようになります。この結果、肥《ふと》り過ぎになるわけです。

一方、摂食中枢は、空腹中枢ともいい、ここを刺激すると動物はいくらでも食べ、肥ります。またここを壊せば、動物は食べなくなり、痩《や》せ細るのです。このようなわけで、空腹中枢というより摂食中枢とよばれています。

満腹中枢は、視床下部《ししょうかぶ》の腹内側核《ふくないそくかく》にあり、摂食中枢は、外側視床下部にあります（図2―5）。満腹中枢を刺激する物質は、ブドウ糖によって作られます。つまりものを食べて、その中にあるブドウ糖が吸収されると、血中のブドウ糖の濃度が高まり、それが満腹中枢を刺激して満腹感を起こさせ、食べるのを止めさせるのです。

摂食中枢は、ブドウ糖で抑制されます。つまりブドウ糖がふえると摂食は抑えられ、食べなくなります。

私たちの肥満は、身体の脂肪が多いことによりますから、痩せるためには、脂肪を分解しなくてはなりません。しかし脂肪は、分解されると脂肪酸ができ、これが摂食中枢を刺激するため、食欲はますわけです。

また満腹中枢は、脂肪酸で抑制されます。つまり、脂肪が分解すると、人は満腹感を得られません。満腹感が得られず、食べたくてたまらなくなるわけですから、脂肪の分解は、大変な苦痛になるわけです。これがダイエットできない一つの理由です。

### ☆脳内物質と満腹感

ところが、いくつかの注目すべき点があります。太りやすい女性でも、彼女の立場や地位が上がると、必ずしもぶくぶくに肥《ふと》らないというのです。また、俳優やタレントのように、人々の注目を集めている人も、やせることはそれほど難しくないようです。

女優の秋野暢子さんは、『やせるのだ』という意欲、念でやせられる」と言っています。いわば念力で、やせられるのです。

しかし、もう一つ注目すべき点は、美味しいもの、甘いものを食べると、何となく気持ちがゆったりとして、幸福感を味わえるという面があるのです。そのために、ウツ状態の人はスナック菓子などを頻繁に食べるので、ぶくぶく肥ると言われます。

このように、ストレス解消の有効な手段に「食べる」ということがあります。

例えば、ネズミの尻尾をピンではさみ、痛みを与えます。ネズミはピンを取ろうとしますが、取れないようにしておきます。するとネズミは、餌《えさ》をやたらに食べるようになり、

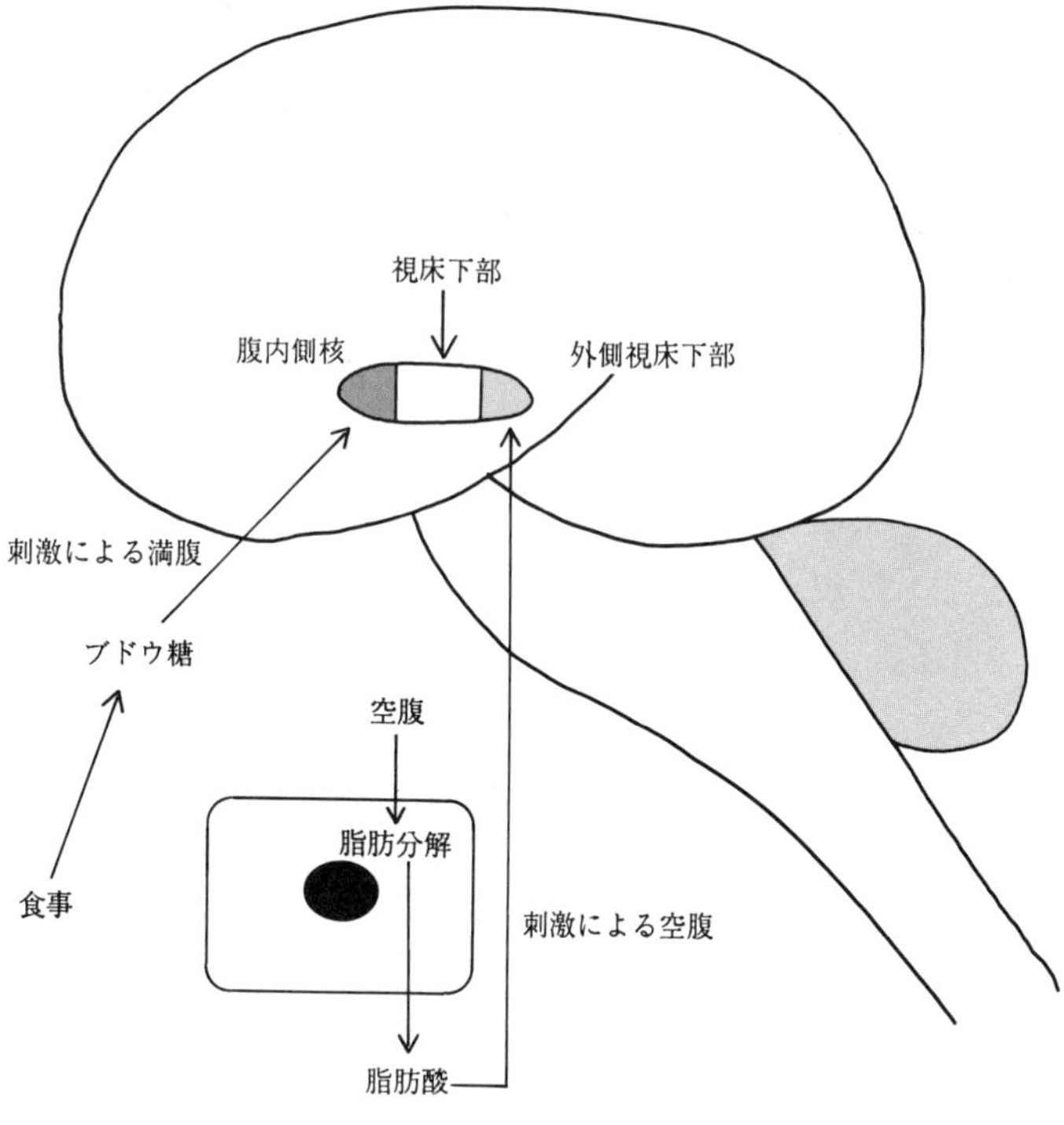


**図２－５　視床下部の満腹中枢と空腹中枢**

みるみる太りだします。これを「やけ喰い症候群」などと呼んでいます。

つまり、苦しみや不愉快なことをまぎらわすために食べるのです。

逆に考えると、食べることが快感になるということです。ウツ病の人には、引き締まりのない肥満の人が多いのです。実際、ウツ病の治療薬（前述の、脳内のセロトニンの量を増やす薬）は、肥満の薬になるのですから。

このことから、元気のよさ、活気、さらに幸福感などが、「食欲」と関係するのではないか、と考えられるようになりました。一九八〇年代に、米国の食品研究の第一人者ワートマン夫妻は、セロトニン神経からセロトニンの分泌を促進する物質、デクスフェンフラミンを開発しました。これを飲むと食欲が抑えられ、満腹感が生じたのです。これは現在、フランスなど六六カ国で販売されていますが、最近、米国の食品薬品局からも許可が下りました。

さらに、ウツ病の薬で、シナプスにおけるセロトニンの量をふやす、プロザックなども満腹感をもたらすことが分かったのです。従って、食欲を刺激したり、満腹感をもたらすものに、セロトニンが関係することが分かりました。

### ☆なぜダイエットは難しいのか

一九九五年八月の英国の科学雑誌「ネイチャー」に、「なぜダイエットはそんなに難しいか」と題する論文が掲載されました。その研究発表によると、セロトニンが少なくなったり、セロトニンと結合する受容体（厳密には2cという受容体）が刺激されないと、満腹感が得られないというのです。

2c受容体は、セロトニンが少ないと刺激されないわけですから、セロトニンを多くするか、2c受容体を薬で刺激すればよいのです。フェンフラミンやデクスフェンフラミンは、この2c受容体を刺激するだけでなく、セロトニンの再取り込みも阻害し、シナプスでのセロトニンの利用を高めます。

前掲の図2―1（三九頁）を見てください。シナプスでのセロトニンの再取り込みを抑え、その量をふやさせる物質、例えばイミプラミンなどは、ウツ病の薬としてもちいられますが、食欲を抑えます。

ところが、セロトニンは、トリプトファンというアミノ酸からできています。トリプトファンは、肉に多く含まれます。実際、食事の肉を減らしますと、血中のトリプトファンが減少し、さらに脳内のセロトニンが少なくなることが知られています。

従って、ダイエットで肉を制限しますと、トリプトファンを取らないことになりますから、脳内のセロトニンが減り、食欲を刺激するのです。このため、ダイエットをすると空腹が強くなり、なかなかダイエットが長続きしないという見解が、「ネイチャー」誌の論文の要旨です。

また、セロトニンが少なくなると、前述のように気分が沈み、意欲や意志が弱まるので、なおのことダイエットなどでき難くなるのです。

### ☆プロザックは、人生観をも変えるのか

ところで、脳内のセロトニンをふやすイミプラミンは、確かにセロトニンの再取り込みを抑えますが、ノルアドレナリンやドーパミンなどの取り込みも抑えるので、ウツ病に対する作用が、セロトニンによるものか、ドーパミンやノルアドレナリンによるものか区別がつきませんでした。

ところが一九七〇年代に、米国のイーライ・リリー社のウオン博士などがセロトニンだけの再取り込みを抑える薬、フルオキセチン（商品名・プロザック）を開発し、これがウツ

病に対し、画期的に効果があることが分かりました。

するとセロトニンが足りない時には、シナプスに出されたセロトニンが、長くそこに存在する（再取り込みされない）ようにすることが、有効な方法であることが分かったのです。

ここで、前述のシナプスにおけるセロトニンを増やす薬、プロザックが登場しました。プロザックは、ウツ病の特効薬として、マスコミに大々的に取り上げられました。米国では「ニューヨーク・タイムズ」「ニューズウィーク」「タイム」「ワシントンポスト」などで紹介され、著名なテレビのリポーターが、自分は長く、ウツ状態で悩まされたが、この薬で治ったと告白したりしました。

米国では、数百万人がこの薬を飲んでいるといわれます。さらに注目すべきことには、ハッキリしたウツ病とまではいかなくとも、引っ込み思案であったり、人との対話で気遅れする人などが用いて、セールスやインタビューがうまくできるようになった、と報道されたことです。これは、

「性格を変えるために、薬を投与するのはいかがなものか」

といった議論を呼びました。

さらに興味深いことに、それまで人生観や生きざまの問題だと考えられていたことが、

## 肥満を防ぐ切り札が登場？

**フェンフルアミン、フェンテルミン**：この２種類の薬を併用すると、食欲を抑え、代謝を活発にする働きがある。どちらも数十年も前に認可されていたが、併用されるようになったのは１９９２年のこと。

**デクスフェンフルアミン（商品名リダックス）**：脳内の化学物質セロトニンの分泌を促すことによって、食欲を抑える。ＦＤＡ（米食品医薬品局）が先日認可し、６月からアメリカでも発売される予定。

**サイブトラミン**：脳内のセロトニンとノルエピネフリンの「再吸収」を遮断することによって、代謝を活発にするとともに、満腹感をもたせる。ＦＤＡの認可待ち。

**オーリスタット**：腸に作用して消化を妨げ、脂肪の吸収を３分の２に抑える。臨床試験が終了した段階。

**レプチン**：「これ以上食べるな」という信号を脳に送ると見られているホルモン。今年後半に臨床試験が開始される予定。

**ＢＴＡ－２４３**：脂肪に関与する受容体の働きを活発にし、蓄積された脂肪の燃焼を促す。臨床試験が最終段階を迎えようとしている。

ニューズウィーク（日本版）1996年5月22日号より

**図２－６　肥満を防ぐ切り札**

じつは脳内のセロトニンのような物質の量が、多いか少ないかによるらしい、ということが論議されていることです。

例をあげましょう。Aさんは、ニューヨークの著名な弁護士です。有名大学の法学部をでて、弁護士の資格を取り、最初は、有名な法律事務所に入りました。そこで評判になり、自分の事務所を開いたのです。

そこでも多くの有名人をお得意様にもち、裁判や調停で数々の業績をあげ、有能な弁護士として、名声は高まる一方でした。

ところが彼は、自分に自信がもてないのです。そこで、ニューヨークの有名な精神科の医師を訪ね、精神分析を受けました。彼は確かに、幼児期には必ずしも幸せだったとはいえません。また両親との精神的な交流もうまくいっていたとは言いがたいようです。フロイト的にいえば、「抑圧された自己」が、彼の精神をゆがめている、と考えられました。

何が、彼の心の奥に隠されていたのでしょうか。それが、どのように彼の性格、行動、考え方、感情に影響を与えていたのでしょうか。

結局、医師は色々な原因をあげ、彼に説明し、彼も納得したのです。ほんらいなら、もはや隠れた自己はなくなったので、自信が湧《わ》いてきてもよいハズでした。

ところが、彼は依然《いぜん》として、自分のしていることに自信がもてなかったのです。彼は、そこでセロトニンの薬、プロザックを使っている精神科の医師、クレーマー博士に紹介されたのです。クレーマーは、Aさんにプロザックを処方しました。すると驚いたことに、Aさんの自信は回復し、

「自分は、何と立派な業績をあげたのか！　なかなかよい弁護士だ」

と考えるようになりました。さらに今までは仕事のためと考え、無理に人と会っていたのですが、今はそれが苦痛でもなんでもなく、積極的に人と会ったり、会合に出たりすることができるようになりました。

ではAさんは、長い間ウツ病だったのでしょうか。そうではなく、今まで、自信などは、その人の性格や人生観の問題か、あるいは精神修養の結果、得られる精神的なものと考えられていましたが、Aさんのような例が増えるにつれ、自信というものも、所詮は、セロトニンの多いか少ないかの結果で起こる精神状態に過ぎないのではないのか、という見解がでてきました。

## ☆薬だけで治るのか？

もう一つ例を挙《あ》げましょう。

Bさんも、立派な家に生まれた美しい女性です。名門の女学校と大学をでたのですが、何をやっても面白くありません。自分を刺激するようなことに遭《あ》えません。いくつか資格を取ってみたりしたのですが、やはり満足できません。

恋人も何人か作りましたが、なにしろ面白くない話ばかりするので、みんな逃げてしまいました。その結果、本人も自分がイヤになり、せっかくの学歴・家柄に較べ、およそ似つかわしくない仕事についていました。

そうこうするうち、彼女も、クレーマー博士からプロザックの治療を受けました。

驚くことに、彼女は次第に自分の人生に、喜びと意義を見いだしはじめたのです。その結果、彼女は、今までの生き方を反省し、もっと意味のある仕事をしようと決意しました。もともと頭もよく、家柄もよいのですから、できないはずはありません。

彼女は、今までとは全く異なる人生を歩みはじめたのです。

AさんもBさんも、いわば薬の力を借りて、自分の人生観や性格を大きく変えて行きました。しかし、このような例は、どうしても注目されるために、それが当たり前であるかのように考えられますが、意外と例外なのかも知れません。なぜなら、プロザックが効かない人も多いと思われるからです。

また、その人の性格が、どれもよい方向に転換した例ばかりかというと、必ずしもそうではないような気がします。事実、今でも重症のウツ病は、電気ショックが一番効果的だという人がいます。また、脳の一部（帯回《たいかい》）を少し切り、前頭葉と辺縁系《へんえんけい》の連絡を切断するのが、もっとも効果的なウツ病の治療法だという人もいます。

さらに注目すべきは、薬の投与だけでなく、投与と一緒にカウンセリングがないとなかなか治らないという場合が多いことです。

しかし、ここで重要なことは、今までその人の性格や人生観、幼少の頃の教育・体験、親子関係などと直結して考えられてきた〝自信・喜び・不安等のなさ〟が、じつは脳内物質・セロトニンの量や、その受容体の状態によって左右される、ということが分かってきたことです。

ここまで、少々回りくどい話を続けてきましたか、どうか勘弁《かんべん》してください。ダイエットができないという、自己コントロールの喪失は、やはり脳内物質と関係のある問題だからです。そしてそれは、究極的には心の持ち方の問題であるということを、医学の立場から検証する必要があったからです。

## ☆食欲・精神活動とセロトニンの緊密な関係

再度、食欲とセロトニンの話に戻ります。

プロザックは、肥満の薬として用いられます。「ニューズ・ウィーク」誌に紹介された最近の肥満の薬は、前掲の図2―6（七四頁）に示しましたが、これを見ると、フェンフラミン、デクスフェンフラミン、サイプトラミンなどが、脳内のセロトニンを増やす薬です。従って、いかにセロトニンが食欲に関係するかがご理解頂けると思います。

と同時に、これまで述べてきたように、活発な精神活動が、結果的に肥満を防ぎ、スタイルに影響を与えているということもご理解頂けると思います。

有名人や地位の高い人がダイエットができるのは、上記の理由によります。

私たちが自信をもつような地位につくと、精神活動は活発になります。よく「ポジションが人を変える」といわれます。女性も、キャリアウーマンや管理職の人は胸を張り、まっすぐ前を見すえて、スッスッと歩きます。まさに、カツカツとハイヒールの音を響かせて、という表現がピッタリでしょう。

このような人は、脳内のセロトニンの量や受容体の活性も、高いと考えられます。すると、食欲を抑えることも、それほど困難ではないのです。

また、ストレスを例にとってみます。企業のトップや役員たちの多忙とストレスの関係を調べますと、トップの人たちは、多忙をストレスとは思わず、地位の高い印だくらいに考えています。

またある種の人たちは、むしろ多忙を楽しんでいます。一日一六時間も働いていながら、多忙の中にあってじつにハッピーだというのです。

私たちは、どのような時に「ストレス」を感じるのでしょうか。それは、自分の価値観を崩すものが現れた時です。人は、そういう時、心を痛めるのです。

自信は、自己の食欲やストレスを制御できるものです。

私の周囲にも、長くダイエットができずに悩んでいた人が、昇進とともにダイエットできるようになった……というような例が、数多く見られます。ＴＶスターがよいプロポーションを保っていられるのは、他人の視線が人を美しくするためだ、と表現した人がいます。視線には、人を美しくするクリームが入っていると言った人もいます。しかし実際は、人を美しくするのは、自分の気持ちのハリなのです。

このように考えると、ダイエットも肥満の解消も、さらに美しくなることも、すべて心の充実が行なう術だと考えることができます。自信をもつことで、セロトニンの活性が生まれます。すると、ますます自信をもてるようになるのです。

精神(心)が脳に影響し、変化した脳が、今度は逆に、心によい影響を与え、自信をつけさせるというよい例でしょう。

二十一世紀は、もはや肥満やダイエットに悩む時代ではないのです。

## 5 糖尿病を防ぐ

### ☆ガンより怖い病気・糖尿病

多くの人はガンを怖れます。

その理由は、ガンは死病であり、末期に苦痛を伴うからです。しかし最近は、ガンになってもすぐに死ぬとは限りません。自民党の首相候補だった故・渡辺美智雄氏は、手術後元気を回復し、ガンだという噂《うわさ》が間違いではなかったかと思われたほどでした。他にも、体調を崩して入院し、手術をして「ガンだ」という噂が広がっても、元のような体調になり、あのガン報道は間違いだったのではないか、と思う例はざらにあります。

統計では、今ガンが完全に治るようになっても、平均余命（寿命）は二年くらいしか延びないと言われます。つまり、ガンはかなり年を取ってからなるものであり、たとえ治っても二年ほどの内に、その他の病気で亡くなる可能性が高いのです。

従って、死亡率からいえば、ガンは第一位ですが、罹病率《りびょうりつ》、つまりどの病気に罹《かか》っているかという視点から見れば、ガンよりも糖尿病のような病気の方が、怖いのです。

最近では、政治家の故・田中角栄氏、故・金丸信氏などが、糖尿病で亡くなりました。金丸氏は、目が見えにくくなり、入退院を繰り返しました。一方の田中氏は、糖尿病の下肢《かし》動脈閉塞症（足の動脈が、動脈硬化になり、ここで血が固まり、血栓《けっせん》ができる病）になっていました。そのため、下端の組織が死んでしまい（壊死《えし》に陥り）、そこからの毒素（細胞障害性の物質）を除去するために、下腿を切断しました。

さらに平成八年五月、歌手の村田英雄さんも、糖尿病で、下肢動脈閉塞症になり、下腿を切断したと報道されました。村田さんはそれより以前に、心臓の血管が詰まり（心筋梗塞になり）、バイパスの手術をしています。動脈硬化の結果、血管に障害が起こったのです。

このように糖尿病は、一般に思われているような、血糖値が高くなるという「インスリン分泌障害の病気」というより、「血管が障害される病気」だといってもよいのです。

## ☆糖が変化し、血管が変化する

どうして人は、糖尿病になるのでしょうか。

私たちの身体は、栄養物としてブドウ糖を利用しています。私たちが酸素を吸って、炭酸ガスを吐き出すのは、酸素でブドウ糖を酸化して、分解し、そこからエネルギーを取り出しているためです。

このために身体は、一刻も酸素の取り込みを止めることができません。そして酸化されたブドウ糖は、最後には炭酸ガスと水になります。

このように、私たちの身体にとって、糖は非常に大事なのです。すると、細胞の中にも、その周囲にも、常に「ブドウ糖がある」ということになります。

ところが最近、ブドウ糖は、そのまま色々な〝細胞成分〟と結合し、これを変化させてしまうことが分かってきました。ブドウ糖は、色々なタンパクだけでなく、DNAのような遺伝の情報を担《にな》っている物質とも反応します。そしてみずからも少し変化します。英語ではこれを〝AGE〟という名前で呼んでいます。

またAGEがつくと、細胞膜は変化し、機能を営めなくなり、文字通り老化します。また

DNAなどの遺伝物質も変化します。DNAの変化は、それが作り出すタンパクなどに変化を起こすので、ガンができたりします。

例えば、目の老人性変化に「白内障《はくないしょう》」という病気がありますが、この時に水晶体（レンズ）のタンパクにはAGEが結合しており、そのために、レンズは白く濁《にご》っているのです。また皮膚も、年を取ると硬くなり、色も褐色になります。この時に皮膚の成分のコラーゲンにブドウ糖からできたAGEがついているのです。また血管壁に、AGEがつくと、そこに血栓ができやすくなり、動脈硬化が進みます。

このように、身体のあらゆるところの老化が進むのですが、とくに血管の変化が著明です。血管に動脈硬化性変化が起こりますと、血管壁はもろくなります。すると血圧の上昇で、血管の一部が膨らみます。これが動脈瘤《りゅう》です。

網膜の血管に、動脈瘤ができると、ここに血栓ができ、血流が遮断《しゃだん》されます。すると、血管壁が変化してそこから血液が漏《も》れてきます。微小出血です。

そこで、血管外で血液が固まりますと、その血液を除くため、線維芽細胞とかマクロファージが出てきて処理します。ところがそれと共に、局所にコラーゲンが作られ、これが血管壁を引っ張るので、なお出血を繰り返すのです。

そして網膜に出血すると、その場所の視細胞などが死滅し、瘢痕《はんこん》化してしまいます。視細胞が死滅すれば、目が見えなくなります。盲目になるのです。

大きな血管にも、同様の変化が起きます。動脈硬化が進むと、局所で血が固まり、血管の内腔は、次第に狭くなります。すると、足などの先のほうの組織に、充分の血液が行かなくなるのです。すると、そこの細胞は死滅します。これが壊死です。死んだ細胞は分解し、異常な成分を体内に送り、身体の機能を障害するので、なるべく早く壊死の部分を除去した方がよいのです。そのため、脚を切断したりするのです。

また、有名な「クモ膜下出血《まくかしゅっけつ》」の原因も同様のものです。クモ膜とは、脳の外側を覆《おお》っている空間で、大脳と頭蓋骨《ずがいこつ》の間にあります。そこに、脳を吊《つ》っているような蜘蛛《くも》状の構造があり、その中を血管が通っています。血管はそこから、脳の内部に入って行き、脳に栄養などを与えた後、静脈としてまたクモ膜下腔に出てきます。

このクモ膜下動脈も、血圧が高いと、小さな動脈瘤を作ります。もちろん動脈硬化があると、動脈瘤ができやすいのは当然です。そして感情が高ぶって、血圧が上がったりすると、動脈瘤が破裂して、クモ膜下出血になるのです。

このように、高齢者の命取りになるような〝血管の変化〟は、糖尿病があると促進されるのです。そして血管は、身体の臓器や細胞に、酸素や栄養物を送り、老廃物を除去する〝血液の流れ〟にとって必要なので、これが通らなくなるということは、その先にある〝臓器が死ぬ〟ということなのです。

### ☆糖尿病性の盲目

昔は、盲学校というと、生まれつき目が見えない人や、トラホームのような感染を受けた人や、ケガで目を障害した人が入学していました。今は、このような視覚障害をもつ人は少なくなりました。現在、盲人の教育として必要とされるのは、中年から盲目になった人たちに対するものです。

中年から盲目になる最大の原因は、糖尿病による盲目です。

ところで、生まれつき盲目である人たちは、自分の顔を見たことがないので、顔の筋肉の使い方を知りません。このため、目が窪《くぼ》んだ顔をしています。

ところが、中年から盲目になった人は、自分の顔を知っているので、盲目となっても今までと同じような顔（表情）をしています。

私の知っている方で、官僚をしていた人が、五十歳を過ぎてから盲目になりました。しばらくリハビリをして、盲人のための食事を啓蒙《けいもう》する協会の理事長になりました。

ところが、彼が昔の官僚の集まりに行くと、盲目になったことを知らない知人は、遠く

から挨拶するのですが、本人はもちろん気づきません。いわば知らん顔です。すると知人が近づいてきて、

「何だお前、知らん顔して！」

と、怒られることがしばしばあったと笑っていました。

ところで、「ものが見える」ことは、私たちにとって、とても幸せなことです。労働災害の賠償などの基準では、盲目は死亡についで、高額の支給があるようになっています。

ところが、目が見える人には、その「目が見えない」という不幸が理解できません。先ほどの官僚は、理事長という職につくのですから、まだしも幸せを得ることができるでしょう。しかし一般の盲目の人たちは、ほとんど職もない状況で、何より人生最大の幸福のもとである「目が見える」ことが失われていますから、精神的には大変な苦痛なのです。

糖尿病の眼科専門医の言葉では、糖尿病で失明する人の性格には、ある特徴がある、ということです。だいたい健康について、何を言っても聞かないような利己的な人だ。しかし、一日盲目になると、このような人の方が悲嘆にくれる、ということです。だからもっと早く、少し厳しくても、食事や生活指導をすべきであったと後悔するのです。

## ☆国民病としての糖尿病

このように、糖尿病は怖い病気です。ガンと盲目と、どちらがイヤかと言われても、すぐには答えられないでしょう。にもかかわらず、私たちは案外、健康管理に気を使いません。病気といえば〝ガン〟〝心筋梗塞《こうそく》〟という印象が強すぎます。

中高年は、糖尿病の怖さをもっともっと自覚すべきです。

糖尿病とは何か。糖尿病には、二つの種類があります。

一つは、I型糖尿病（若年性糖尿病）です。これは自己免疫、或いはウィルスなどによって、膵臓のインスリンを作るβ細胞が壊されるもので、文字通りインスリンが出なくなります。そのため、インスリン依存性糖尿病といわれます。これは全糖尿病患者の五パーセントほどです。

ところが、実際に私たちにもっとも関係する糖尿病は、II型の糖尿病といわれ、これはインスリン非依存性糖尿病ともいわれます。だいたい四十代から発病しだしますが、最近では三十代でも珍しくありません。

そこで、話をII型糖尿病に限りましょう。

糖尿病は日本の国民病といわれます。みなさんは、最近の糖尿病の多さを、欧米的な生活・食事のせいだとお考えでしょうか。現在、日本で四十歳以上の人の一一パーセントが糖尿病だといわれます。それは全国民の五パーセントです。ところが、米国でも同じく、全国民の五パーセントだとされます。

ご存じのように、米国人は日本人より肥満が多いのです。デザートには、大きな甘いケーキを食べます。もし、食べ物が糖尿病の原因であるなら、米国における糖尿病の罹病率は、日本よりはるかに高いはずです。また最近の厚生省の統計では、日本人の摂取カロリー（つまり食べる量）は減ってきているのです。

## ☆ストレスが原因――糖尿病の機序

II型糖尿病は、肥満と関係するとよくいわれます。確かにやせると血糖は下がります。しかし、太っているだけで、糖尿病にはなりません。

また、遺伝が関係するという説もあります。欧米では、一卵性双生児の一人が糖尿病になると、もう一人も一〇〇パーセント糖尿病になることが判っています。

ところが日本では、必ずしもそうではないようです。

私の弟が糖尿病になった時、医師は、これは遺伝的なものだから、必ず兄弟もなる人が多いだろう、といわれました。私の家は八人兄弟で、男は五人ですが、糖尿病は彼だけなのです。

また、評論家の森本哲郎さんも糖尿病ですが、彼も自分の一族に糖尿病はいないと語っています。そして、思い当たるのはストレスだと言うのです。また食事は不規則だったが、米、つまり炭水化物を多く食べたといいます。さらに、酒もやらず、甘い物も食べないというのですから、いわゆる過食・美食が原因という説は当てはまりません。

II型の糖尿病の原因とその遺伝は、実際のところ、まだよく判っていません。私たちの血糖の調節の仕組みは、次のようなものです。

まず、血中のブドウ糖が高くなると、膵臓《すいぞう》のランゲルハンス氏島のβ細胞からインスリンが出ます。またインスリンは、筋細胞・脂肪細胞など多くの細胞において、ブドウ糖の細胞内への取り込みを促進します。

糖尿病では、この二つの過程に異常があります。血中のブドウ糖が増えても、インスリンが出ないという異常と、またインスリンがあっても、細胞内へのブドウ糖の取り込みが弱いという異常です。

肥満が減少すると、細胞内へのブドウ糖の取り込みが増え、血糖が下がってきます。

では血中ブドウ糖は、どのような場合に上昇するのでしょう。まず、交感神経が興奮した時です。交感神経は、副腎《ふくじん》からアドレナリンを出し、アドレナリンは、肝臓内でグリコーゲンからブドウ糖を作り、血中に放出します。また、膵臓のランゲルハンス氏島のβ細胞から、血糖を高めるグルカゴンというホルモンを出させます。もう一つ、副腎皮質刺激ホルモンにより、グリコーゲンからのブドウ糖の生成が増し、やはり血糖値が上昇するのです。

ところで、交感神経は昔から「闘争か逃走か」の神経といわれ、相手と闘う時に活性化され、また敗走する時も活性化されるものです。また、副腎皮質ホルモンは、ストレスホルモンともいわれ、ストレスがある時に分泌されます。

このような闘争、ストレスの時に、なぜ血糖値が上がるのでしょうか。

前述のように、ブドウ糖はもっとも重要なエネルギー源です。筋肉は、脂肪酸もわずかにエネルギーとして用いますが、何といっても緊急のエネルギーは、ブドウ糖から取ります。

すると原始時代に、狩猟をしたり、他種族と闘ったりする際、エネルギーを効率よく利用できた人たちが、戦いに勝利し、難局を逃れたはずです。そして勝利した種族（或いは、その指導者）は、多くの子孫を残したと考えられます。私たちは、その人種の子孫なのです。

そして今日まで、緊急に際して血糖値が高くなるような身体を保ってきているのです。

☆ストレスを撃退せよ

さて、現代社会には、ストレスの要因が溢れています。

動物の社会でも、シマ馬は、いつライオンに狙われるか分かりません。また狙われれば、必ず何頭かは餌食になります。そのためにライオンに襲われれば懸命に逃げ回ります。つまり、命がかかった逃走です。

当然、シマ馬の交感神経の活動は頂点に達し、ストレス・ホルモンの分泌も最高になります。そして、心臓は早鐘のように打ち、血糖値は上昇します。しかし、何とか逃げることができれば、シマ馬はまるで何もなかったかのように、またみんなで集まり、草を食べています。少し離れた所では、満腹したライオンの家族が、ノンビリ寝転んでいるという光景を、よくテレビで見ます。

一方ライオンの方も、シマ馬を攻撃する時は必死です。同じように、闘争の神経とストレス・ホルモンは最大の活性を示し、血糖値は上がるのです。しかし闘いが終わり、餌を充分食べれば、もう神経の興奮も、ホルモンの分泌も元に戻ります。

問題は、人間のように〝考える動物〟の場合です。

例えば、シマ馬は、明日もライオンがくるのではないかと考え、怯《おび》えて、常に交感神経を活性化させ、ストレス・ホルモンをだし続ける……ということはありません。ライオンの方も、来月から雨が降らなくなり、草原が枯れ、シマ馬のような獲物がいなくなったらどうしよう……などと心配して、血圧を上げたり、血糖値を上げたりはしません。

ところが、人間はどうでしょう。苦しいことがあって、それを何とか解決できたとしても、それで終わりではありません。

将来、また同じことが起こったらどうしよう……と考えるのです。人間は、心配をする動物でもあるのです。

「来年も、もし景気が悪かったら、うちの会社はどうなるだろう」

と、先のことを考えて悩みます。すると、これもストレスとなります。従って、血圧が上がり、血糖値も上がります。

現実には、敵もいないし、困難もないのに、ストレスにあった時と同じことが起きるのです。しかも、これは何度も何度も、自分で起こすことができるのです。そしてその度ごとに、血糖が上がります。またその度ごとに、インスリンの分泌が起こり、膵臓は応対しきれなくなります。

高齢者で、インスリンの分泌が、限界に達しているような人では、ストレスで血糖値が上がっても、それを下げることができません。当然、ブドウ糖からできるAGEが、色々な細胞の機能を狂わせます。これがストレス由来の糖尿病のメカニズムなのです。

## ☆「健脳」は心から

このように、糖尿病が〝ストレスによる〟ことは、だいたい認められています。じじつ南方の、ストレスのない所で育った人には、糖尿病は少ないのです。これに対して、文化水準の高い北方の、例えば北欧に移住すると、糖尿病になるようです。

これはちょうど、アトピーが教養のある人に多いのとよく似ています。デンマークのペデルセン教授は、母親の分娩《ぶんべん》年齢が高い人の子供ほど、アトピーになりやすい、ということを証明しました。アトピーに関しては、この後の節で述べます。

結局、アトピーとか糖尿病のような、現代の治りにくい病気は、精神と密接に関係しているのです。すると、糖尿病を防ぐには、いくつかの方法が考えられます。

まず、過度のストレスを背負い込まないことです。

次に、自分でストレスを精神的に作り出さないことです。

「健脳」という言葉が流行《はや》っていますが、これは脳の健康という意味だけでなく、脳の健康にともなって、心身が健全になるという意味もあると思います。その考え方では、これまで述べてきたような脳内物質による精神の安定を図ることが、極めて大切となります。脳内物質の問題とは、結局は心の問題です。正に「平常心」こそ、糖尿病に対処できる唯一の方法といえるのです。

脳と心を、私たちは自分の意思で、自由にコントロールできるのです。心を変えれば、脳の状況も変わります。脳が変われば、身体の調節具合が変わります。そうすれば、病気は癒え、健康は回復するのです。

「健脳の思想」とは、このような考え方のことを指すのです。

## ⑥アレルギーを防ぐ

### ☆花粉症は突然に

花粉症やアトピーは、今や現代病となりました。

テレビの気象情報にも「花粉情報」があり、杉花粉の分布を示すマンガが流れ、「今日は、花粉が多いので、注意が必要です」という報告が流されます。また春先になると、多くの人はマスクをし、顔と鼻をまっ赤にはらし出勤します。困ったことに、五十歳くらいまでは、まったく花粉症とは縁のなかった人まで、突然花粉症になったりします。

これに対して専門家は、花粉症になる人は、今まで抗原に色々とさらされてきたが、その反応が限界まできて、ある年で、突然アレルギー反応が起こるのだ、と説明しています。

面白いことに、五十歳くらいまで花粉症にならなかった人は、若者が花粉症に悩んだりしていると、

「それは君たちの生活が悪いせいだ。外食したり、不規則な生活をしたり、その上、家族の触れ合いのない生活が、身体をおかしくしているんだ」

などとお説教していましたが、その同じ人が突然花粉症になったりします。

そこで「花粉症を笑うものは、花粉症に泣く」などという言葉が、流行《はや》るようになりました。実際、スギ花粉は、昔より多いといわれますが、スギに取り囲まれて生活している農民には、あまり花粉症はないのです。そこで、同じスギ花粉でも、ある地域のスギの花粉が、花粉症を起こしやすいなどといわれます。

さらに、都会のディーゼル車などの排気ガスと、花粉が一緒になって、それを吸入する人を感作（免疫）し、そのため都会の人が、花粉症になりやすいのだなどという報告もあります。

昭和四十年頃、つまり公害が最も話題に上った頃、花粉症などに悩む人はほとんどいませんでした。私は、昭和四十一年にアメリカに渡り、九年間滞在したのですが、留学先の研究所は、ニューヨーク州の西部にあるバッファローという町の南六〇キロに位置する小さな村にありました。

そこの産業は、農業と牧畜で、広い農場には牧草が繁っており、秋になると、それをトラクターで刈り取るのです。そして飼料小屋に積んで、冬の牛の飼料にするわけです。

最初の年の秋のことでした。朝、研究所に行くと、秘書の女性がまっ赤な目をして、涙を拭いているのです。私は何も聞きませんでした。恐らく夫婦喧嘩でもしたのではないかと思っていたからです。ところが、翌日も、翌々日も同じ光景なのです。夫婦喧嘩にしては長すぎるし、いくらアメリカ人があけっぴろげだといっても、こんなに自分の家庭の問題を外に見せてよいものかと思ったりしていました。

さらに驚いたことに、別の女性も泣いているのです。そこでついに、

「いったい、なぜ泣いているのですか」

と聞いたところ、彼女らは笑って、

「別に泣いているのではないの。ヘイフィーバー（枯草熱）なのです」

と答えたのです。枯草熱とは枯れ草、とくにブタ草やセイタカアワダチソウの花粉に対するアレルギーで、外国ではアレルギーの代表のようになっています。セイタカアワダチソウは、アメリカから種が紛れ込んで日本に上陸し、秋になると背の高い、黄色の花をいっぱいに咲かせる草です。萩と同じ時期に成育し、同じ地域に育つので、次第に萩を駆逐しつつあります。みなさんの近くの空き地にもいっぱい生えているので、ご存じと思います。

ところが、これほど有名なセイタカアワダチソウも、日本ではそのアレルギーで困っているという人をあまり聞きません。

## ☆人は、知っている病気になる

少し話題は逸《そ》れますが、「人は、知っている病気にかかる」という言葉があります。ある病気のことが話題になると、その病気にかかる人が急に多くなる、という意味の言葉です。

例えば「ムチ打ち」です。昭和四十年頃は、自動車に乗ってちょっとでも追突された人は、たいていムチ打ちになりました。首に高いコルセットをはめ、なるべく首を動かさないよう医師に命じられます。ところが、コルセットがとれても、梅雨時になったり、低気圧がきたりすると、手足がしびれたり、頭が重くなったり、という症状をだします。

ところが、米国に行くと日本でいう「ムチ打ち」はないのです。もちろん追突されると、首にコルセットをはめるのは同じです。それは、首の骨（頚椎骨）がずれたりしているため、そうしているのであり、首が元通りになれば、もはや、手足がしびれるの、頭が重いの、という理由がよく判らない症状はだしません。

私は、日本に帰国してから、ことあるごとに、「いわゆるムチ打ちは、存在しない」と主張してきました。別にそのせいとは思いませんが、最近ムチ打ちを訴える人は少なくなったと思います。

別の例です。肩凝《こ》りです。肩凝りに悩む人の多さは、驚くほどです。多くの若い女性も、肩凝りに悩まされています。

最近の女性は、以前に較べ、ずいぶんと容姿が魅力的になったといわれます。そして現代の女性の乳房は大きくなった、とよくいわれます。私たちの世代では、女性の胸はそれほど大きくありませんでした。

終戦直後の日本映画を見ると、当時の女性の多くは、胸が外に張っていません。しかし欧米の映画に登場する女性は、だいたい豊満な乳房のもちぬしでです。当時は私たちも、これは日本の女性の体質で、外国の女性の身体とは、全然異なるのだ、と思っていました。

ところが、最近の若い女性はどうでしょう。当時の外国映画の女優たちを凌ぐほどの、豊かな乳房をもっています。このように変化した体型をもつ、日本の若い女性の悩みは、なんと肩凝りなのです。

彼女たちは、乳房が大きいので肩がつっているような感じがする、それで肩が凝るのだと訴えます。では、欧米ではどうでしょうか。もちろん今でも大きな乳房の女性が多い欧米でも、肩凝りというものは存在しないのです。

## ☆悩みが多いと肩が凝る

ところが、肩凝りは、悩みが多い時、強くなります。従って、苦労が続くと肩がコリコリになることがよくあります。

しかし前述のように、日本でこれほどポピュラーな肩凝りも、欧米にはないのです。では苦労が続く時、あるいはストレスが多い時に、欧米の人は、身体に異常など起きないのでしょうか。

彼らの場合は、ストレスが続くと腰痛になるのです。それも骨や筋肉の異常がないのに、腰の痛みが続く状態になります。つまり欧米では、苦労が続くと「腰にくる」ということが一般的です。

このように欧米人の場合は、まず腰痛を訴えます。じじつ腰痛を訴える人と、肩や手などの痛みを訴える人の間に、どのような生活環境・精神状態の違いがあるのでしょうか。調べてみると、腰痛を訴える人は、最近心を悩ますことが、急に起こったという人の割合が多かったのです。このように、同じ原因の疾患《しっかん》でも国により、文化により、その現れ方が異なるのです。

## ☆病気になりたくて病気になる

前述のように、ある病気の発生が発表されると、急に「その病気にかかった」と訴える人がふえます。このような患者の中には、精神の悩みを、身体のどこかに異常として「あらわしたい」と願うような、隠れた意図があるように思える人もいるようです。ある意味では、それは自己弁護と考えることができます。「病気だから仕方がない」という考えが見え隠れするからです。その例として、二つのことを挙げたいと思います。

まず、鎖骨《さこつ》の骨折です。私たちは倒れたり、何かにぶつかったりすると、鎖骨を骨折することがよくあります。医師はこれを見て、「鎖骨骨折は安全弁だ」などと言ったりします。つまり、胴体や首に強い外圧が加わった時、鎖骨が折れれば、肋骨や脊椎などが骨折することがなく、ケガは大事に到らないようになるからだというのです。

確かに、鎖骨が頑丈なら、他の骨にひずみがかかり、その骨が折れることになるのです。脊椎、例えば胸椎骨などは、その中に脊髄が走っており、これが切断されたら、大変なことになります。そこで、鎖骨を折って外圧を減らし、身体の主要な部分を、損傷から守るような仕組みができているのです。

もう一つは、最もポピュラーな病気・カゼです。最近の研究でも、ストレスが多かったり、過労が続くとカゼを引きやすいということが知られています。カゼを引くと全身がだるくなるため、身体を休めたくなります。また休むことで、疲れを取り除けるのです。

つまりカゼを引くことは、何かもっと大きな病気、例えば、過労死などにならないための、身体の防衛機構と考えることができます。このように、肩凝りや腰痛も防衛機構の一つなのかも知れないし、またこれによって、無理をしないように促す、身体に備わった仕組みなのかも知れないのです。

私たちは、休みたいからといって、勝手に病気を作るわけにはいきません。そこで、社会で評判になっている病気にかかることで、苦しみを発散するということがあるのです。

## ☆抗原・抗体・アレルギー

さてアレルギーです。

一般に、アレルギーは二種類あるといわれます。一つは、喘息《ぜんそく》や花粉症のようなアレルギーです。もう一つは、かぶれや移植の拒否反応のような場合の「反応」です。

喘息は、抗原として、ダニなどの成分が存在します。これが身体に入ると、抗体である

〈IgE〉が出現します。これが白血球や肥満細胞に結合しますと、気管支を収縮されたり、鼻水をださせたり、皮膚を赤くしたりする物質を、これらの細胞からださせるのです。

一方、かぶれなどは、抗体の反応でなく、リンパ球が抗原と反応するものです。移植された皮膚は、それと反応するようになったリンパ球が、過敏に反応し、移植片を障害し、拒絶反応を起こさせるのです。これを「細胞性免疫」と呼びます。

一方、〈IgE〉のような、抗体によるアレルギーを、「液性免疫」と呼びます。

では、有名なアトピーはどうでしょう。アトピーとは、遺伝的素因の強いアレルギーに名づけられた病気です。不思議なことに、液性と細胞性の両方の性質を、アトピーはもっています。さらに不思議なことに、アトピーにも、精神的なことが、非常に強く関係しているのです。

前述のように、アレルギーやアトピーには、遺伝が関与していますが、それだけなら、どの時代にも、アレルギーやアトピー、花粉症の発生率は、同じ程度でよいはずです。ところが、アレルギーの発症率・有病率は、時代と共に大きく変化しています。

アレルギーの発生率が、最も少ないのは戦時中と言われます。戦争というのは、不思議なことに病気の発生率を低下させます。もちろん栄養失調のようなものは多いのですが、アレルギーとか感染症なども非常に少なくなるのです。この理由は、これまで精神の緊張のせいだと言われてきました。

なぜでしょうか。それは免疫細胞が、脳からの情報・神経活動・脳内物質の変動の影響を受けているからとしか考えられません。

じじつ胸腺は、ストレスの際、副腎皮質ホルモンで萎縮しますし、リンパ球の数も減少します。リンパ球の膜に、副腎皮質ホルモンと結合する「受容体」が存在することも知られています。またそこには、「脳内麻薬」と呼ばれるエンドルフィンやエンケファリンなどの受容体もあると考えられます。

脳内麻薬は、幸福を感じる時、つまり精神的活性の高い時にでますから、免疫が、不幸や幸福などの影響を受けることは当然考えられます。

☆精神とアレルギー

では実際に、アレルギーはどのように、精神の影響を受けるのでしょうか。

喘息の子供は、明らかにストレスの際に発作がでます。両親の喧嘩《けんか》や離婚話は、子供に強い喘息の発作を起こさせます。また学校でのいじめ、転校、担任の先生の交代などは、発作の引き金になります。明らかに、不幸、ストレス、精神的ショックは、アレルギー反応を悪化させるのです。

興味深いのは、老人の喘息です。昔は、喘息といえば小児でした。これに対し、お年寄りの喘息発作は、長く気管支炎や肺気腫などを病んできた人に起こるのが普通でした。ところが最近では、そのような病気で苦しんできていない、六十歳過ぎの老人に、激しい発作が現れ、周囲の人も、本人も「死ぬのではないか」という恐怖心にかられる光景がよく見られます。

このような発作は、地位の高い人によく見られます。ある私の知人は、皮膚科の医師で、大学病院の院長でした。ところがある時、彼は激しくセキ込んだのです。

彼の後任の教授は、アレルギーの専門家でしたが、こんなに年を取ってから、これまでなかった喘息の発作が起こる、というような経験はありませんでした。

「まさか、喘息のはずはない」

と後任の医師は思っていたのですが、検査してみると、明らかに喘息でした。結局知人は、長期の入院を余儀なくされました。

その頃、知人は、大学病院の運営でとても悩んでいました。その性格は、やや独断専行のきらいがあり、学内の批判も高かったようです。

恐らく、この時のストレスが、アレルギー反応の引き金となり、発作が起こったのだと思います。

また、別のある先生も、皮膚科で六十歳を過ぎてから、喘息の発作が始まりました。やはりアレルギーの専門家で、よくテレビにも出ている有名な医者です。それで彼も、知人の医師に診てもらうと、

「これは老人性の変化で、どうしようもない。無理をしないことだ」

と言われたのです。ここで注目すべきは、この人たちは、ご自分が専門家であるにもかかわらず、つい最近まで、老人性の喘息についてあまりご存じなかったという点です。また、この病気がストレスと大いに関係していることも、この人たちはよく知らなかったのです。

☆リンパ球――B細胞・T細胞

最近は、老人性の喘息発作も、非常に有名になりました。しかし、アレルギーは、一般には生体のリンパ球などが、抗原に過度に反応して起きる病気です。つまり、生体の活動や反応の強い時、つまり若い時ほど、強く現れてしかるべき現象なのです。

これに対し、ガンは、ガン細胞に対する免疫力が弱くなる老人に出現します。ですから、ガンの治療に、免疫細胞の活性を高めるような方法があるのです。だとすれば、老人に喘

息発作が強くでたり、年を取ってから花粉症になるのは、奇妙な現象と思われます。

ところで、アレルギーや免疫に関与するリンパ球には、大きく分けて二種類があります。その一種類は、骨髄でできて、そのまま全身のリンパ組織に分布して免疫反応を起こすB細胞です。B細胞は抗体を作ります。

もう一種類は、T細胞といい、やはり最初は骨髄でできるのですが、骨髄からでて、いったん胸腺《きょうせん》（胸部の心臓の前に位置するリンパ組織）に入ります。ここで、免疫能を獲得し、胸腺からでて、全身のリンパ組織に分布します。

T細胞には三種類あります。一つめは、B細胞の抗体産生を高めたり、細胞免疫の反応を起こしたりします。二つめは、細胞を障害する細胞障害性T細胞（キラーT細胞）であり、三つめは、免疫反応を抑制する抑制性のT細胞です。

アレルギーは、過度の免疫反応によって起こるわけですから、見方によれば、免疫抑制が老化して働かなくなった、つまり抑制性T細胞の働きが弱くなったと考えることができます。だとすれば、老化によって免疫反応が、過度になっても不思議はありません。

T細胞の分画が反応したり、数が増加したりするには、多くの化学物質、サイトカインが働きます。これが免疫を調節しています。そしてその反応が、精神活動により影響を受けていると考えられます。

興味深いことに、脳の中には、多くの免疫系のサイトカインが存在します。例えば、IL-1と呼ばれるサイトカインは、血液中から脳の視床下部《ししょうかぶ》に入ってゆき、脳に影響を与えます。このような理由から、精神活動、つまり脳の反応が、免疫活動に影響を与えることは考えられます。

### ☆アトピーと親子関係

アトピーも、気持ちの影響を受けるのでしょうか。

例えば、アトピーは教育程度の高い両親の子供に多く見られます。母親は子供がアトピーになると、一所懸命にアトピーのことを勉強して、何とか子供のアトピーを治そうとします。が、アトピーはますます悪くなります。

このように母親は、だいたい教養があり、努力家なので、一所懸命アトピーについて勉強したり、あちこちの医者を訪れたり、さまざまな治療法を探して、試みたりするのですが、それでもアトピーは治りません。

ところが、どんなに東奔西走しても治らないから、次第に疲れてくるわけです。すると、わが子ながら、肌がペロっと剥《む》けるような〝汚い子供の姿〟に、嫌悪も感じてきます。ところが子供の方も、微妙に母親の感情を受けとめ、親子関係はだんだん異常になってゆきます。

アトピーの専門家は、みなアトピーの子供を持つ母親、また母親と子供の関係が一種異様であると言います。

ドイツでアトピーを研究しているグループが、アトピーの子供に、母親のイメージを絵に描かせました。すると、多くの子供は「鬼の顔」を描いたり、怖い女性の顔を描いたりしたのです。つまり、子供から見た親は、決してやさしい、自分の病気を治そうとしてくれている女性ではなく、むしろ〝怖い女性〟のイメージしかないのです。

もう一つ興味深いのは、インテリジェンスとアレルギーの関係です。ある医学部の調査結果に、「医学部に入る学生には、アレルギーの人が多い」という報告があります。私たちは、よくアトピーの子供をもつ親を慰《なぐさ》めようと、

「アトピーになるのは、あなたに優秀な素養があるためですよ」

と言うのですが、すると今度は、子供にさらに頑張らせようとして、また却《かえ》ってアトピーが治らなくなるようです。

このように、アトピーやアレルギーには、精神的な要因が多く、現代のようなストレス社会・競争社会では、さらに増えてくる要素があります。

現実に、心の持ち方と免疫能の間に、どのような関係があるかの研究が、最近どんどんなされています。例えば、学生を対象に、試験の前と後を比較すると、試験前では、リンパ球の数と活性が下がっています。また奥さんを失った男性は、ナチュラル・キラー細胞（ガン細胞などを障害するリンパ球）の数と活性が低下しています。これらはよく知られている例です。

☆メラトニンの投与

その逆もまた、起こります。

ボランティアの人たちを集めて、二種類のドキュメンタリー映画を見せる実験を行ないました。一方は、マザー・テレサの活動を描いた映画で、見るものの心を鼓舞《こぶ》するようなものでした。もう一つは、自然の光景を扱った映画で、取り立てて感動を与えるような種類のものではありませんでした。

結果は、マザー・テレサの映画を見た人たちの方が、リンパ球の数が非常に多くなっていたのです。

前述のように、この現象の解明は、現在でも困難です。では何も手掛かりがないのでしようか。ここに前述のメラトニンが登場します。

イタリアの研究者ジョージ・マエストローニは、動物の松果体（メラトニンの製造場所）を切除すると、リンパ球（T細胞）の成熟に重要な「胸腺《きょうせん》」が萎縮《いしゅく》することを発見しました。そこで彼らは、ネズミに病気を起こすウイルスを注射し、その後このネズミを拘束してストレスを与えました。すると、拘束ストレスを与えない方のネズミは、ほとんど死亡しないのに、拘束した方のネズミは、だいたい一週間以内に死亡しました。ところが、この拘束したネズミに、メラトニンを与えると、ほとんど死ななくなったのです。

では、人間はどうでしょうか。カゼは、ストレスとも関係すると前述しました。カゼを引いている人は、気管支・喉頭・咽頭の免疫能が落ちています。そこで、このような患者に、メラトニンを投与すると、患者の唾液中のIgAという抗体の量が、通常の二倍半も多く作られていたのです。

さらに研究者は、ヘルパーT細胞に、メラトニンと結合する受容体があり、メラトニンが結合すると、IL-4（インターロイキン-4）などのサイトカインを多く出すことも見いだしました。IL-4は、細胞障害性T細胞、ナチュラル・キラー細胞を刺激し、異物・ウイルス・ガン細胞などと闘うようにします。また、白血球の増加、マクロファージなどの食細胞の機能の亢進《こうしん》などをもたらします。

## ☆元気の素・セロトニンの活躍

さて、メラトニンのこのような作用は、何を意味するのでしょうか。メラトニンは、血液中で非常に少量存在します。ところが、このように少ない物質に対する受容体が、多くの細胞に存在するのです。

なぜでしょうか。一つは、確かにメラトニンそのものの反応とも思えますが、もしかしたら、メラトニンに関連するセロトニンなどの、情動に関係する物質が多くなっている指標として、メラトニンが使われているのかも知れません。

つまり、脳内の、元気の印であるセロトニンの量が増せば、メラトニンも増します。そのメラトニンが、セロトニンの召使いのようになって、身体中に元気の程度を伝えている、という気がします。

血液にもセロトニンはあります。しかしこれは、血管や腸管などに色々な作用をしているので、これを指標にはできません。というより、セロトニンは、その九〇パーセントほどが消化管にあるのです。そこから出されたものが、血液中にあるため、脳内のセロトニンは、血液の中には出てきません。

つまり、脳のセロトニンと血液のセロトニンとは関係ないのです。そこで、脳内の〝元気印〟セロトニンの状態を、身体に伝えるメッセンジャーがメラトニンのような気がしてなりません。

セロトニンは、飲んでも吸収されませんし、注射すれば、血圧上昇や血小板の血栓形成など、身体に悪い影響を与えます。つまり、セロトニンそれ自体は、メッセンジャーになれないのです。メラトニンがセロトニンからできてくる、ということには、大きな意味がありそうです。

## ☆アレルギーは、心で起き、心で治る

このように考えると、心の持ち方で、ほんとうはアレルギー、アトピーなどを克服することができる、と私は考えています。「アレルギーを克服する」とは、「刺激をなくす方がよい」という考えではありません。身体を、正しい反応の方に向ける刺激こそが大事なのです。

裕福になり、暇ができ、刺激がなくなると、病気に目が向き、色々な病気を背負い込む人がよくいます。インテリで豊かな家庭に、アトピーが多いということはこれをよく示し

ています。

一方、心を苦しめること、不安を増やすことが、アレルギーを悪化させるのです。このように、刺激が〝ある・ない〟ではなく、それが心を傷つけない刺激であり、心を満たす刺激であることが大切なのであり、「ストレスをとにかく取り除けばよい」などという考えでは、決してアレルギーの解決にはならないのです。

アレルギーやアトピーのような、免疫と複雑にからみ合う病気は、物質的な治療だけでは、なかなかよくならないのです。よくなるどころか、現代医学でますます悪くなる場合も多いのです。

これに対して、瞑想・ヨガ・坐禅などで、今までどうしても治らなかったアレルギーが、フッと治る場合もあります。辻雙明老師は、子供の時から重いリューマチに悩み、ひどい時には、足が全く曲がらない状態もしばしばだったそうです。しかし、師匠の古川尭道老師（円覚寺の元管長）に、参禅のために会いに行く時には、スッと足が曲がったそうです。そしてしばらくすると、また曲がらなくなったそうです。

このような事実は、東洋医学、ある種のヨガ、坐禅などの修行を経験した人によく見られます。このような経験をすると、人はその神秘的体験が忘れられず、その宗教の強烈な信者になることが多いのです。オウム真理教の場合も、優秀な若者が事故で腰を痛めたのを、或いは、子供が喘息やアトピーだったのを、修行で治してもらったために、その信者になったというケースが多かったようです。

このように、精神の持ち方や修行で病気が治ることも多いのですが、それは○○教だから治ったというのでなく、人間の中にはほんらいそのような病気を治す力が備わっているからです。「アレルギーも、アトピーも絶対に治る！」と信じ、実際に心の持ち方、生活の仕方で治った場合も多いのだと思うことが、脳力を高める第一歩なのです。

# 7 突然死を防ぐ

☆突然死の現状

最近、今まで元気だった方が、突然亡くなられた、という報《しらせ》をよく耳にします。

いわゆる「突然死」です。

突然死は、だいたい血管の病気である場合が多いのです。最も有名なのは、いわゆる心臓麻痺《まひ》(心筋梗塞《こうそく》)とクモ膜《まく》下《か》出血です。しかし、最近高齢者が喘息発作を起こして亡くなられる例も珍しくありません。

私と同じ分野の、ある医大教授は、五十九歳で喘息発作を起こし、亡くなりました。喘息については、アレルギーの箇所で述べましたから、ここでは省《はぶ》きます。ここでは、血管の病気による突然死に話を絞りたいと思います。

心筋梗塞や脳梗塞は、血管のなかで血が固まり、その先にある心臓や脳の細胞が死滅する病気です。クモ膜下出血は、糖尿病の所で説明しましたが、これも微小動脈瘤《りゅう》の中に血栓《けっせん》ができて、さらに動脈の壁を弱くして行くことにより、破裂が起こるのです。

ここでは、心筋梗塞とストレスの関係について述べましょう。

ストレスには、長く続いて起こるべきストレス症を、急に発生させる〝環境の変化〟が原因となるものがあります。急に起こさせる原因の代表は、戦争や天災です。

## ☆戦時・天災時のストレス

一九九一年に起こった湾岸戦争は、一月十七日に多国籍軍によるイラクへの攻撃で始まりました。

当時イスラエルは、イラクのミサイル攻撃を恐れていました。さらに当時、ミサイルの弾頭に毒ガス弾をつけて打ち込んでくるという噂《うわさ》が流れ、イスラエル市民は恐怖におののきました。その毒ガスは、吸い込むと危険なだけでなく、皮膚に触れただけでも生命を脅かすという、恐るべき殺傷能力をもつものだったので、心理的動揺は大変だったようです。

テルアビブの北西二四キロにあるサピア・メディカルセンターは、一月十七日から二十五日の間、心筋梗塞の発症数を調べ、前年の同じ時期の発症数と比較したのです。その結果、戦争開始日とミサイルがイスラエルに打ち込まれた日には、心筋梗塞の数が急に増えたのです。ところが、サピア・メディカルセンターは、イラクからのミサイルの到達範囲外だったのです。これを知った後は、今度はミサイルの発射を知らせる警報を聞いても、心筋梗塞の数は増えませんでした。

もう一つ、日本の阪神大震災の場合です。一九九五年一月の朝、兵庫県の南部に大地震が起きました。この時、兵庫県立淡路病院では、淡路島の住民で、心筋梗塞がどのくらい発生したかを調べ、同所での三年前の心筋梗塞発症率と比較しました。

すると、以前は、年平均わずか三症例だった心筋梗塞の発症数が、震災後の六週間の間に、一〇症例が発症したのです。明らかに、震災は大きな影響を与えていたのです。

このような状況下で、血液には、いったいどのような変化が起きているのでしょうか。

### ☆血栓の機序――心筋梗塞の危険因子フィブリノーゲン

血栓というのは、まず血小板という血液中の細胞が、お互いにくっつき合って固まりを作ることから始まります。そしてそこに、血液中のフィブリノーゲンという物質からできるフィブリンが、線維となって固まり血栓を作ります。

ところで、血液には、血を固めるのに関係する因子（物質）は、五〇種類ほどあります。その中でも重要な因子に、ローマ数字で番号がついています。Ⅵ（6番）は欠番ですが、XⅢ（13番）まであります。最近、エイズで有名になった第8因子は、実はⅧ因子と書かれる因子なのです。

さて、この血を固める因子の他に、固まるのを（凝固を）阻止する因子もあります。また、一度固まった血栓のフィブリンを溶かす物質もあります。当然、固める因子の量が多ければ、血栓ができやすいと考えられるのですが、本当に関係するのはフィブリノーゲンの量なのです。

フィブリノーゲンの血中濃度の高い人は、心筋梗塞・脳梗塞になりやすいため、フィブリノーゲンを〝心筋梗塞の危険因子〟と呼んでいます。それ以外に、喫煙、コレステロール値、血圧などが、危険因子として知られており、危険因子に〝入れてもよい〟と思われているものに、ストレスや性格などがあげられています。

また、血液の流れも血栓に関係し、流れにくい場合には、血栓になります。流れにくい理由には、血管の収縮、赤血球などの形と量（ヘマトクリット）などが上げられます。

そこで、地震前と地震後の血液の成分の変化を調べますと、地震後はフィブリノーゲンの値が高く、赤血球の量が多いということが判りました。つまり、ストレスがフィブリノーゲンの量と赤血球の数を高めた、ということになります。

フィブリノーゲンは、肝臓で作られますから、肝臓のフィブリノーゲン合成能を高めたわけです。一方、赤血球は骨髄で作られますから、骨髄の機能も高まったことになるのです。

## ☆生存の条件と仕組み

私たちの先祖の生活を考えてみましょう。

私たち人類の先祖が、狩猟などを始めた時に、一番命にかかわる病気、ケガは出血でした。例えば、骨折しても、目が見えなくなるほどのケガをしても、出血がなければ生存ができ、居住地に戻って手当てをすればよいのです。

また、別の種族との闘いで、相手と格闘になった時に、血液を出血で失うような人は、力を失い、意識もなくなって、相手に負けたり、殺されたりする可能性が高いのです。すると優れた狩猟家、格闘家は、出血しにくいか、出血してもすぐに血が止まるような体質の持ち主だったと考えられます。

このような勝利者は、多くの子孫を作る権利を確保しました。繰り返しますが、私たちは、このような体質の持ち主の子孫なのです。特に欧米人は、日本人のような農耕民族と比べると、血が大変固まりやすいのです。それは彼らの先祖が、固まりやすい血液を持っていたからです。だからこそ、彼らは生存に有利であったのです。

このように考えていくと、闘争や危害を受けた時に、出血が起こりやすいわけですから、ストレス時に、血が固まりやすい仕組みになっているのも当然と思えてきます。

また交感神経は、皮膚の血管などを収縮させて、外部への出血を阻止しようとします。さらに交感神経の活性化は、前述のように、アドレナリンなどを副腎から放出させます。これが血小板を刺激し、血を固まらせます。つまり、ノルアドレナリン、アドレナリンは、血小板を凝集させるのです。

しかし、今回のような大地震の時に、フィブリノーゲンが増えたのは、私たちの身体が、緊急の場合に出血を防ぐようにできている、という良い例です。また、赤血球の数が増えるのは、万一出血した場合に、酸素を送る赤血球が足りなくなることを防ぐためだと思われます。

## ☆長期のストレスと平常心

では、長期のストレスが、心筋梗塞には、どのような影響を与えるのでしょうか。これはスウェーデンのストックホルム市役所の人たちを対象にした調査ですが、心筋梗塞になった人は、健康な人に比べてはるかに超過勤務の時間が長かったのです。

また心筋梗塞になる前の六カ月間に起きた事件、特に離婚、妻や家族の病気・死去といった〝心を痛める事件〟が、心筋梗塞になった人には多かったのです。

過労については、アメリカの心臓病学者フリードマンとローゼンマンの二人の研究によると、会社の仕事が忙しくなると、血液の凝固する時間は短くなるというのです。

さらにフリードマンらは、このような心筋梗塞を起こしやすい人には、ある性格的な特徴があるというのです。つまり、競争心が強く、野心的で、他人に敵意をもちやすい……ということでした。そのような性格の持ち主を、攻撃的という意味の英語〝agressive〟のAを取り、タイプAの性格と名づけました。これに対し、それほど攻撃的でなく、ゆったりした性格の人は、タイプBの性格の人と呼ばれます。タイプAの人は、タイプBの人に較べて、三倍ほど心筋梗塞になりやすいことが分かりました。

「怒りやすい人」は、血圧を上げやすい人ですが、血圧が高いと、血管壁に圧力が加わり、血管壁は「動脈硬化性」の変化をきたします。さらにその結果、形成された動脈瘤は、興奮したり、緊張したりした時に破裂します。これがクモ膜下に起これば、クモ膜下出血となりますし、大動脈に起これば、大動脈瘤破裂となります。

最近の突然死では、かなりの比率を占めています。

これらの原因による死亡のキッカケは、興奮・緊張・怒りなどの、気持ちの異常な高ぶりによります。またその遠因は、動脈硬化で、これもストレスなどの持続的な刺激が誘因になります。

このように考えると、気持ちをいつも安定させることと、過度の緊張、つまり過労を避けることが、突然死の特効薬といえそうです。ローゼンマンらは、ペットを飼っている人は、心筋梗塞の再発が少ないということを発表しました。じじつ猫などを抱いていると、血圧が下がることが示されます。

文字通り「平常心」が決め手です。

しかし、生活の工夫も大切です。ある人は、六十歳過ぎたら、働き過ぎないようにするのがコツだといいます。また、できる範囲以上の仕事は、断る勇気をもつべきだという人もいます。

前の天竜寺派の管長であった関牧翁老師は、「年を取ったら、義理を欠くのだ。それには、何かの会に出席を頼まれたら、『高齢につき、欠席』と返事をすることだ」と語っておられました。まさに、長生きの智恵ということができます。突然死は、心で防ぐ以外ないのです。

## ☆幼少期の苦労と突然死

ところで、突然死の原因に、子供の頃の生活環境も考えられるのでしょうか。

最近、イギリスの医学雑誌「ランセット」に、面白い論文が載りました。それは、子供の時に、苦しい生活環境にあった人、貧乏な生活をした人は、大人になってから、血液のフィブリノーゲンの値が高い……というものです。

この説に準ずれば、親の地位が低いと、子供の生活環境は悪い可能性があり、従ってフィブリノーゲンの値は、遺伝的に決まっていることになる。そしてこれは、その人の能力と関係がある……という説明も成り立ちます。

このような苦境にいた人たちでも、やがて社会的に成功し、高い経済状態を保証する地位につくと、その子供のフィブリノーゲンは、必ずしも高くなくなるのです。このことを考えると、子供の時の永続的な苦労は、血栓を作りやすい体質を作ってしまう、といえるでしょう。

現在の社会は、子供の頃から競争の連続です。そこには、必然的に勝者と敗者が生まれます。また日本では、勝者は敗者を見下し、敗者は必要以上の屈辱の生活を強いられます。これは単に、子供の脳にある歪んだ記憶をインプットし、性格を変えるだけでなく、身体を変え、成人病になりやすい体質にしてしまうのです。またこのような競争は、大人が勝手に仕向けているのです。親が自分の屈辱を見返すために、子供に勉強を強いたり、スポーツや芸事で、子供を有名にさせようとすることが多いようです。

しかし、このようにストレスを強いられた子供は、親も本人も気がつかないうちに、体質の変化を受け、成人病（動脈硬化、高血圧、血栓症など）になりやすい状態となっている可能性があります。

このように育てられた子供は、せっかく無理して競争に勝って、高い地位についても、志なかばにして、突然死で亡くなる……というような事態が起こり得るのです。つまり、親の自己満足や、子供の将来に対する誤った見解のために、かえって子供の後半生を不幸にさせかねないのです。

もし子供が四十代で突然死にでもなれば、親はまだ六十、七十代です。すると、せっかく育てた子供を、成功の直前に失うことになり、結局、その子に期待をしていた自分が不幸になるのです。まさに因果は巡《めぐ》るのです。

私たちの身体は、現在の生活状態・精神状態を反映しているだけではありません。遠く子供の頃に遡《さかのぼ》り、親の考え方・生活の仕方を鑑《かんが》みる時、私たちは、何代も前の先祖の影響までも受けているのだ、と思わずにはいられません。

## ☆自分で治す

教育については、また最後の章で述べますが、子供の教育や成育環境というのは、上記のことを考えると、非常に大事であるということができます。

なぜなら、突然死の問題も含め、健康とか病気とかは、私たち一個人の問題ではないからです。たびたび述べてきましたが、私たちは、数多くの先祖がもつさまざまな要因を、ここまで受け継いでおり、同時に親兄弟のもつさまざまな要因も共有し、さらに成育環境や教育によって、ほとんど自分の意思とは関係なく、さまざまな記憶をインプットされているのです。

しかし人生の幸・不幸や健康・不健康などが、すべて祖先や外部より与えられた環境のみによって決定するのなら、いったい私たちは何のための人生を生きているのでしょうか。私たちは、運命の奴隷《どれい》ではありません。私たちは、運命や境遇の主人公であるはずです。

そしてその実現のために、私はここまで健脳の科学の紹介をしてきたのです。健康も、運命も、境遇も、すべて心で変えることができるのです。心が変われば、脳内物質が変化し、脳の環境が変化するのです。すると、身体の状態が変化し、ガンも、アレルギーも、ストレス性疾患も、さらに不幸な境遇さえも克服することができるようになるのです。

私たちの心の力は偉大です。今、心を変えましょう。

# 第三章　脳が若返る

## 1 無気力よ去れ

☆バブル崩壊後の日本人の無気力

前章まで、脳科学を基本においた健康学を論じてきました。本章以降は、すこし精神的（と一般には思われている）問題を考えてみたいと思います。

戦後の日本は、冷戦下にあり、資本主義で繁栄し、共産化しないような政策が採《と》られました。日本は、経済的に隆盛を迎え、これからの世界は日本が中心だと、本気で信じるようになりました。

しかし冷戦が終わると、日本だけを繁栄させることは、世界の秩序を維持するのに、望ましくないと、欧米の指導者たちは考えるようになりました。ところが、日本のシステムは予想以上に強固で、少々の円高や輸入制限や、日本側への輸入拡大策の強要でも、少しも困るような状態には陥りませんでした。

それどころか、日本の輸出は留まる所を知らず、黒字は増える一方でした。日本人自身も、日本は教育水準が高く、国民も勤勉で、貯蓄も盛ん。どのような環境におかれても、日本が衰退するはずがないと、信じて疑いませんでした。

そこへきて、突然のバブル崩壊と超円高です。

このダブルパンチは、予想もしなかった変化を、日本にもたらしました。日本はもはや、輸出で稼ぐことはできません。外国の圧力と、産業の空洞化で、製品輸入が増え、日本の黒字は、急速に減って行きました。

このような状況下で、日本が競争力を維持するためには、リストラを行わなくてはなりませんでした。そのため多くの人が、中途退職を余儀なくされています。また会社は、雇用を制限し、大学生も就職先がないという、終戦直後のような状況となりました。

さらに、産業構造の変化で、情報産業が主流になると、ソフトを主体とした能力が求められる時代となりました。しかしアイデアを中心にしたソフト産業は、日本人にはもともと苦手な分野です。「もの造り」に精を出し、他人と協調してグループを作り、できるだけ性能がよくて安い製品をたくさん作る――という産業に適合する社会は、アイデアとオリジナリティを重んずるソフト産業には向いていなかったのです。

さて、日本人は困りました。逃げ道はあるのでしょうか。

## ☆「他人と違う」ということ

私と家族は、九年間米国で生活していました。子供たちは米国の小学校や幼稚園に通いました。そこでの教育は、次のようなものでした。

「他人と違ったことをしなさい。他人と違う点をもつことが、あなた方を救うのです」

これには驚きました。オランダに留学し、そこで子供を学校に入れた友人も、同じことを言っていました。

当時、日本の産業は、まるで世界を制覇するような勢いでした。日本人は、団結して、会社のため社会のために、自分という個人を捨てて働く民族――と考えられていました。

実際私も、それが日本の経済を発展させた原動力だと思っていましたから、

「アメリカやヨーロッパは、あんな考えでいるから駄目なのだ」

「個人主義は、もはや時代遅れなのだ」

と思ったものでした。

しかし、時代は急速に変化しました。斬新なアイデアが勝負を決する世界では、人のマ

ネは価値がないのです。新しいもの、他に類のないものこそ、歓迎されるのです。

これに対して、ハードを大切にする社会では、他人と違うことをする人は、必要ないのです。みんなで計画通りのことを、できるだけ正確に、しかも早く仕上げることが、もっとも要求されるからです。

## ☆経験がモノをいわない

以前なら時間をかけてやった、文章の整理やコピー・連絡などは、コンピュータの出現で、短時間にできるようになりました。またファックスを使うため、郵便の使用は激減しました。

これらの弊害《へいがい》は、新しいオフィス器具に、高齢者がついて行けなくなったことです。例えば、早期退職の高齢者や定年を迎えた人で、再就職できる人は、十分の一に満たないといわれます。企業は、中高年を欲しがりません。現在の社会では、「経験がモノをいわなくなった」のです。

こうなると大変です。定年が早まった人、居づらくなって会社を辞めた人は、この先、仕事につけないのです。多くの人は、そのような社会になるとは、夢にも思っていませんでしたから、適応できないのです。

定年後、ダンス・写真・旅行・珍しい楽器の演奏……などの趣味をもつ人が増えました。しかし、中高年の趣味は、概《がい》して長続きがしません。それどころか、何をしても満足感が得られない、というのが現状です。

趣味というのは、本当に好きでやっている限りは、満足するし、楽しくて仕方のないものですが、さして好きでもないのに、いざ急にやっても、そうそう楽しくはならないでしょう。年を取ってからでは、何を始めても、若い時のような感激・興奮は、なかなか味わえないものです。また、若い時に好きだったことでも、社会生活を続けていくうちに、次第に興味が湧かなくなるものです。

しかし、このような社会が本当に良い社会だといえるでしょうか。

## ☆気力がなえる

暗い話ばかりが続きましたが、暗いのは社会の方ではなく、じつは人々の心の方です。心が暗いのは、心の力＝エネルギーが、萎《な》えてしまっているためです。つまり、気力が萎えているのです。

さて、この無気力症候群は、脳力の問題でもあります。では、気力が萎えるとは、どのようなことでしょうか。日本人の心の風景を覗《のぞ》いてみましょう。

これまでの日本人は、みな「増える・増やす」ことに生きがいを感じてきました。会社を興せば、その規模を大きくし、やがて子会社や支店を増やしたい。土地を持てば、さらに大きな土地をもちたい。ある地位に就《つ》けば、さらに高い地位に就きたい。

極めつけはお金です。もう充分に豊かにお金があっても、もっと貰《もら》おう、もっと増やそう、と考えたものです。バブルの時には、みんなでその夢を追ったのです。

しかし、そのバブルがはじけ、日本が低成長になった今、増やす、上昇することに、生きがいを見いだすことはできなくなりました。

このような状況では、人々は次第に気力・活力を失ってゆきます。それが今の日本です。もう根本的に、人生観を変えざるを得ない時期が、現代なのかも知れません。

さて、無気力といえば、前の章で説明しましたウツ病が、その代表にあげられます。

無気力症であるウツ症状ですが、現在、急増している強迫神経症、不安神経症、心配症、引き籠《こも》り症、過食症・拒食症（摂食障害）なども、基本的には、このウツ症状のバリエイションと考えることができます。

それらは、何となく感じられる心配・不安なのです。ところが、最近の研究では、ウツ病の素因のある人でも、何か強いショックやストレスがない限り、ウツにはならないといわれます。

すると、やはり強いショックやストレスなどの精神的障害が、これらの大きな原因となっていることが考えられます。

このことは、深刻な問題です。なぜなら一度強いストレスが引き金になって、ウツになった人は、それ以降は、特別な強いショックがなくとも、ウツ状態になる可能性があるからです。これまで性格的な問題のように思われていた無気力も、ショックやストレスなどに由来する精神障害の問題だと分かってきたのです。

これらの機序を、以下に見て行きましょう。

☆ブレークダウン

若い時には、無茶や無理をしがちです。

しかし、人はそんなに強くはないのです。無理を続けてきて、精神的にボロボロになった若者は、数限りなくいます。作詞家の山口洋子さんは、

「男性は、苦労をすると『人間ができてくる』と言われるが、女性の場合は、そんなこと

はない。女性は、必要以上の苦労をすると、その思い出や苦しみがずっと残って、一生その人生に影響を与える」

と語っています。しかし、これは女性だけの問題ではありません。

米国での長期滞在中、私が驚いたことの一つに、「ブレークダウン」があります。これは、訳すと「崩壊」となりますが、日本ではまだあまり使われていないようです。私の所で働いていた女性の補助員が、ある時、

「私の母はブレークしたので、あまり強い言葉をかけられない」

と語ってくれました。また、地元で内科を開業しているR医師に対しても、みんなが、

「彼はブレークしたことがある」

と言っていました。しかし実際に会ってみると、どこも変なところはなく、普通の人のような感じでした。

私は、この補助員の女性に、何がお母さんに起こったのかと聞きました。すると、彼女は以下のように答えたのです。

「私の母は、たいへん気が強く、相手にくってかかる性格でした。ある時、結婚生活のことで、夫である父と徹底的に争い、暴力を振るわれたあげく、子供も父親側についてしま

い、全く孤立してしまったのです。

するとある日母は、みんなの前で、まるで赤ちゃんのように泣きじゃくり、甘えるそぶりをし、まるで一人では自立できない、という態度になりました。みんなが驚いて、母を医師に見せました。すると医師は、

『お母さんは、ブレークしたのだ』

と言い、

『このような人は、もはや強い刺激には耐えられないから、決して刺激してはいけない』

と言って、鎮静剤のような薬を処方したのです。

その後の母は、まず動作が緩慢になりました。話し方も、まるで疲れている人か、夢から覚めた人のようでした。以前の活発で強い母は、全く消えてしまったのです。さらに母は、何か困った問題で相談しようとすると、

『私には難しいことはわからないから、聞かないで』

と言って、関係をもちたがりません。また、どうしても母が何かを解決しなくてはならないような窮地に追い込まれると、母は急に泣きだしたり、わめきだしたりして、まるで幼稚園の児童が親にすがるように、甘えだすのでした」

## ☆自我の城壁

元々ブレークという言葉は、欧米で生まれたもので、拷問《ごうもん》に耐えかねて自白したり、宗教弾圧で迫害され、信じるものを捨てて、相手の言いなりになったような場合に、この言葉を使ったようです。

私たちには、自分の信念とか、自分に対する自信、或いは、自分の性格を守ろうとする気持ちがあります。ですから私たちは、これを守るために、心の周りに堅い障壁を築きます。そして他人が、この壁を越えて侵入しようとすると、私たちは強く反発し、抵抗するのです。

このような人は、よく「個性が強い」「自我が強い」と思われますが、もしかしたら、それは逆なのかもしれません。本当は、このような人の自信はさほど強くなく、その強くない自信を、必死で守っているところを、他人から非難されたり、指摘されたりするなんて、まっぴら御免だと考える人なのかもしれません。

このため、誰かが自分に対して何かを言った時、自己の正当さを主張するために、激しく相手に抵抗するわけです。

しかし、このような圧力に抵抗できなくなった時、この壁は崩壊します。

相手は、本人の心の奥底に入り込み、

「やっぱりお前は駄目だ。お前の信念は間違っていた」

と叫ぶのです。もはやこれを排除する方法はありません。当人は外界からの力のなすがままです。しかも心の奥を、いじくり回すのですから、とても耐えられません。

すると、ちょうど子供の頃、母親や父親に頼ったように、誰かに助けを求め、また助けられるように、態度も話し方も変えるのです。まるで幼児のように。

また、一度《ひとた》び外壁が壊れると、これを再建するのは困難です。

たとえ無理に、自己を守る壁を作っても、やはり本当の自信がないわけですから、外圧から身を守ることはできません。壁は、その中にある「心の力」で支えられているのです。

もし心に自信があれば、外部の影響を避けることができます。もし心に自信がないなら、外部の圧力に抗し切れません。

一度びブレークした人が、その後はちょっとしたストレスにも耐えられず、子供のようになってしまうのは、このような原理があるのです。

☆思想・信条の誕生

私たちは、自分の壁を守るため、色々な思想・信条・信仰などをもちます。もともと思想や信仰は、自分の不安定な気持ちを克服するために、みずから望んでもつものだとする説もあるのです。

私たちには、生まれつきもっている思想・信条・信仰というものはありません。キリスト教でも仏教思想でも、それらは、いつか誰かが教えてくれるものです。それらが、自分の幸福や生きがいの創造、或いは、精神の安定などに役立つと判断される時、私たちはそれらを自分の心の中に取り入れるのです。

従って、生来の性格・感性と、外からの思想・信条・信仰などが一緒になって、自我を作り、これが壁となって自分を取り囲むわけです。

信念が強ければ強いほど、壁は強固に作ることができ、少しくらいの外圧には屈しません。しかし、前述のように、人とはそんなに強いものではありません。拷問のような痛み、社会からの絶え間ない屈辱、洗脳などが間断なく続くと、その強固な壁も、次第にゆり動かされ、崩壊するようになります。

最近、話題となった宗教のマインド・コントロールと、そこからの脱コントロールとの争いを見ると、このことを強く感じます。宗教を必要とする人には、必要とする理由があるのです。その人の精神構造がどのようなものかを、私たちは考えるべきなのです。

宗教に入る人の多くは、過去に一度以上、病気が治った等の体験があって、その宗教に入り、その教えに夢中になり、心の奥底は安心する——という精神の構造があります。そのことを考慮しないままに、

「あの宗教は、変な宗教だ。危険だ、いけない」

と叫ぶのはナンセンスです。そして、

「なんとか間違った宗教（誤った教え）から、この人を目覚めさせよう」

と躍起になります。しかし問題は、もっと深刻です。今までの信仰に代わる、思想・信条・信念を、この人の心に与えなければ、本当の意味での脱・洗脳にはならないのです。この人たちは、やはり何かに頼らなくては、心の壁を築くことができない人たちですし、心の安定を得ることのできない人たちなのですから。

この人たちは、脱会すると、いかにも不安気で、信ずるものを失った雰囲気を漂わせています。昔、その宗教を信じていた時の、生命の活気に満ち、生きがいに溢《あふ》れていたような雰囲気は、もう全く見られません。これは元の宗教がすばらしかったために、脱・洗脳

をすると、その人はヌケガラになった、という意味ではありません。

もし、脱・洗脳をするなら、それに取って替わる何か別の生きがい、または思想・信条・信仰を提示すべきなのです。

## ☆現代の宗教ブームとブレーク

このような現状に対して、

「もう大人なのだから、自分で生きがいや信条などは見つけるべきだ」

という意見も多いようです。しかし、現実には行く当てもなく、結局かつて自分を輝かせてくれた古巣（元の宗教）に戻る人もいれば、壁の再構築もかなわず、全く気力と活力を失い、無気力に苛《さいな》まれる人もいれば、別のもっと悪質な宗教や思想運動団体に入ってしまう人もいます。一つの狂信から脱会させた結果、別の狂信に押し込んだというケースは意外に多いのです。

この人たちも、見方によっては、ブレークしたのです。

いくら「社会が、生きがいを喪失させている」といって、社会のせいにするつもりはありませんが、今の社会に病根があることも事実です。

ところが、もっと大きな問題は、「狂信はいけない」「マインド・コントロールなどは害悪だ」という言論が充満することで、今度は、人が「何も信じない」という症候群に陥ってしまうことです。それこそ無気力症候群なのです。

その意味で現代社会は、経済社会も宗教も、無気力がいつ訪れてもおかしくない環境にあるのです。

「人は、自分の処理できることの範囲で生きるべきだ」

という米国の格言があります。

日本は、精神主義、努力主義、根性主義、気合主義を貫いてきました。努力すれば何でも克服できる！　松下幸之助を見よ！　などといって、苦労に耐える人物になることを奨励してきました。確かに昔の日本は、そのような考え方をする以外に、生き延びる方策はなかったのです。同時に以前の日本は、年功序列であり、定年後の再就職も会社が面倒を見てくれるような温情社会でもありました。

しかし、今は能力主義の世の中です。会社も社会も、一個人にかまっていられなくなりました。すると、個人もそれに対処できるような生き方をせざるを得ません。

その代表的な考え方は、自己尊重（セルフ・エスティーム）です。無理をしない、そして自分でできる範囲の仕事をして行くことです。

## ☆生命の本質

自己というのは、特にいじめない限りは、ほんらい幸福を考える存在であり、また、幸福を感ずる心があるのです。

ですから、信じるものがもしないのなら、まず何かに打ち込んでみることです。そして、心を乱さない状態になることが、どんなにすばらしい気分であるかを体験することです。

そして明るい言葉を、まず最初に自分にかけてあげることです。聖書の言葉でも、思想家の言葉でも何でもよいでしょう。自分に合う明るい言葉を探して、いつも自分にその言葉を投げかけるのです。

私たちの生命は、ほんらい健康で、そこには病的になる要素などないのです。病的になるのは、自然界にほんらい無いはずの妄想・煩悩が、生命力の発揮を妨げ、意識や感情を支配してしまうからです。

ブレークのように、心がめちゃくちゃにされてしまった時でも、ほんらいの生命は輝きを失っていないのです。大地震の後で、壊されずに残った家のように、瓦礫《がれき》の下にその輝く生命の本質は潜んでいます。

この輝く生命を引き出すのが「心」なのです。私たちは、心にも、草花と同じように、栄養となる肥料を上げる必要があります。これを続ければ、廃墟《はいきょ》の下にも美しい花が咲き、果実は稔《みの》るのです。この栄養が、明るく楽しい、希望に満ちた言葉なのです。

☆脳が、幸せになる

無気力について、色々なことを考えてきました。

自我の城壁、ブレーク、思想・信仰……いずれも精神の不安定から起こる問題でした。本書で、私は度々「平常心」と述べてきました。これがじつは一番難しいのです。難しいがゆえに、脳内物質や脳神経に関する見解を、一つの道筋として通りながら、いかに私たちにとって、平常心に到ることが貴いことかを述べてきました。

もしも心が傷ついたら、こう呼びかけましょう。

「無理をしなさんな。心が傷ついても、誰も責任をとってくれないよ」

伊豆の龍沢寺の山本玄峰老師は、一代の高僧でしたが、

「心配は、心配《こころくば》りなのだから、いくらでもしたらよい。しかし心痛はいけない。心を痛めるような馬鹿な真似はしてはいけない」

と、いつも言っておられました。まさに至言です。心こそ、私たちを生かす根源です。これを傷つけて何になるのでしょうか。無気力を克服するには、心の力を自覚し、それを最大限に発揮する以外にないのです。

その時、もはや私たちにブレークはないのです。

## 2 若返る脳

### ☆課長の不安

最近のリストラで、団塊《だんかい》の世代以上は大変な時代に入りました。会社の五割以上は、年功序列を廃止・見直したいといっています。また課長の七五パーセント近くが、将来の不安を訴えています。

彼らが会社に入った時は、日本はまだまだ発展すると思われていました。まさかこんな時代になろうとは、夢にも思っていなかったでしょう。

また課長の大部分は、終身雇用制を望んでいます。それは四十五歳以上になると、その後よい職につくのが大変なことと、体力的にも能力的にも、次第に衰えてくるからです。

若い時には、人生は永遠に続くもののように思っています。人は死ぬものだと頭では分かっていても、死はまだまだ先のことだ、と漠然と考えている人が大部分でした。

しかし四十歳を過ぎると、月日はものすごい早さで過ぎて行きます。正月が来たと思えば、松が明け、すぐに成人の日になります。そのうち入学試験や就職が社会を騒がせたと思えば、すでに連休も終わっている——といった有様です。一年がアッという間です。

そこに早足で定年が来たり、早期退職が来たりします。

多くの人は、仕事もなく、朝からテレビを見るような生活を嫌がりますから、再び就職しようと考えます。このうちごく少数の人は、就職し、希望の職種につくことができるかも知れませんが、大部分の人にはよい職などありません。

このように、社会が否応なく私たちに課する「不安」症候群があります。しかし、私たちは、どのような社会にあろうと、ネガティブになってはいけません。ちゃんとどこかに幸福の扉があるはずです。

早期退職・定年の後の仕事や人生に対して、脳科学に何ができるのかというと、それは「脳を、若返らせる」ということ以外にありません。それは、気力と活力が戻り、生きがいがよみがえり、記憶力や能（脳）力が回復する道です。

### ☆若返りの秘訣

先日、ある記者がきて、

「最近、老人ホームでは、フラダンスが流行っていますが、それは生理学的に見て、どのような意味があるんですか」

と聞くのです。私は、こう答えました。

「中高年の人は、まず身なりから変えて、次に動作も変えることです。若返りには、このことが必要です。フラダンスには、身体を若返らせるだけでなく、考え方まで一変させる働きがあるのかもしれませんね」

米国、特にハワイにゆくと、二世、三世の人が、非常に若々しく、生活を大いにエンジョイしている光景をよく目にします。まず、何といっても堅苦しさがないのです。私などは、典型的な日本人ですから、年寄りが若造りしてエンジョイするなどもってのほか、という思いがあるせいか、彼らを見ていて、すこし恥ずかしい気もしました。

しかし、これは当人たちがどう考えるかの問題であり、私などがとやかくいう筋合いはありません。とはいえ、私はここに若返りの秘訣があるかも知れないと考えました。

今まで私たち日本人は、あまりに外聞を気にし過ぎました。外聞を聞いては恥ずかしがり、そのせいで気持ちに余裕がなく、外国人がするような気分転換（バカンス）など、心から楽しむことができませんでした。

このことが、定年後に何をしても楽しく感じられない、という悩みの最大の原因ではないでしょうか。もっと自由な考え、もっと自由な感覚になれれば、余った時間を楽しもう、という発想ももてるのです。フラダンスはそれを示していました。

そして自由な発想になれるのなら、今度は「自分の魂は、永遠なのだ」と自分に対して呼びかけてみてはどうでしょうか。心の束縛から解かれ、私たちの生命は、自由な境地を味わうことができるでしょう。と同時に私たちは、これによって絶対的な安心を得ることができるかも知れません。

「突然、なにが永遠なのだ？　そんなことを言っても、本当に永遠なのかどうか、誰にも分からないじゃないか。たとえそう思えても、やはり死が来るじゃないか」

と言われるのは当然です。しかし、宗教と同じで、心の平安というものは、本当に信じ切らないと得られないものなのです。

## ☆死後の不安と永遠の安心

動物は、自分の生命について、どのように考えるか知りませんが、死後の世界や魂などの考えは、おそらくないと思います。人間のみが、そのような考え方をもった動物だと思います。

私たちの先祖が、生命について意識をするようになった時、やはり「死の不安」につきまとわれたのではないかと思います。

「人は死んだらどうなるのか」

「今、一緒にいる子供たち、家族と、もう二度と会えないのか」

「自分が築いた家、支配してきた集団、それらを、死んだら二度と見ることはできないのだろうか」

人間は岐路に立ちました。つまり「考える」か「考えない」かの岐路です。

そして「考える」方を選択した人たちは、同時に、本能的に「魂は永遠だ」と感じました。その時彼らは、不安を解消できる「心の構造」をもったのではないでしょうか。

人は、思考をもつ時、同時に魂を感じました。また人は、魂の永遠性を意識する時、同時に「考える」――という方向に進んだのではないでしょうか。

それ以後、人間は「自分の魂は、永遠である」と考えることで、本能的に安心し、不安も心配もないという気持ちになったのではないかと思います。

心を落ち着けて、「自分の魂は、永遠である」と唱えてみましょう。何となく気持ちが落ち着いてきて、死の問題が遠ざかるのを感じます。

しかしこのことは、理屈ではありません。心のシステムの問題です。

「本当に魂は、永遠なのだろうか。その証拠は、いったいどこにあるのか?」

などと考えるなら、急に言葉は力を失い、私たちは不安に戻されるでしょう。

理屈ではありません。理屈でないところに、私たちの心の構造を繙《ひもと》くヒントがあると思います。そして心の構造＝考え方のシステムとは、もしかしたら脳の構造と関連があるのかも知れません。

脳科学は、まだまだ先が長そうです。

## ☆老眼はなぜ起こる

ついでに、老眼について述べてみます。

「最近、僕も老眼になってね」

ある程度の年齢に達した人から、よく聞く言葉です。医学的には、老眼の原因として、次のようなことが考えられます。

私たちの眼のレンズは、外部から入ってきた「像」を屈折させて、網膜上に焦点を結びます。この働きがあって初めて、私たちは「見る」ことができるのです。遠くのものを見る時には、レンズは薄い方がよく、近くのものを見る時は、外部の像がより屈折する必要があるので、レンズは厚くなった方がよいのです。

このように、レンズが厚くなったり薄くなったりするのは、レンズを周りから引っ張っている筋肉（毛様体筋）が伸縮するためです。毛様体筋が収縮すると、レンズを引っ張ることになり、その結果レンズは薄くなります。反対に、毛様体筋が弛緩すると、レンズは自分の力で厚くなると考えられます。

さて私たちが年を取ると、レンズは自分で厚くなる力を失ってきます。つまりレンズが硬くなってくるのです。そのため、周りの筋肉が緩《ゆる》んでも、レンズは厚くなりません。従って、近くのものが見えなくなるのです。これが老眼です。じつは、周りの筋肉が緩むのと同時に、レンズを厚くする筋肉も縮むのですが、話が複雑になるので、ここではその説明は割愛します。

ある時、テレビで、

「年を取ると、最初は暗いものが見えなくなる。これを思い違いして、もう年を取ったから、自分は老眼になったのだろう、などと考えてはいけない」

というような外国の報道を流していました。これにはわけがあります。つまりレンズそのものは、まだ厚くなる力があるのに、勝手に老眼だと思い込んで放っておくと、筋肉の方が、縮む力を失うのです。これをさらにそのままにしておくと、筋肉は収縮したり、弛緩したりする力を両方とも失い、いつも収縮した状態に留まることになります。つまりレンズが、いつも同じ厚さになってしまうのです。

人の話では、老眼はある日急に起こるといいます。しかしレンズは次第に硬くなります。そうするうち、筋肉が緩んでも、レンズが厚くならなくなります。この機序を考えると、ある日突然見えなくなるというのはおかしな話です。

## ☆老眼を克服した話

最後に、私の体験を述べてみます。

四十二歳のある日のことです。遠くから見ていたテレビが、ほんの二、三日の間に急に見えにくくなったのです。私は一所懸命に見ようとしたのですが、テレビはボンヤリとしか見えません。またテレビと同じくらい離れた所に書いてある文字も読めないのです。

私は、「来たな！」と思いました。私はまず、あきらめないで何回もテレビを見ようと努めました。しかし簡単には見えるようにはなりません。しかしあきらめずに、何とか眼の筋肉を想い描いて、意志の力でレンズが厚くなるようにしよう！ と努めました。

前述のように、私たちが近くを見る時は、眼の筋肉は無意識に弛緩するのですが、いざ意志の力で、眼の筋肉を弛緩させようと思う時、どこに力を入れたらよいのか分からないものです。しかし「どうしても見てやるのだ」と念じながら、何日も頑張りました。

するとどうでしょう。少しずつ見えてくるではありませんか。私は勇気づけられ、「もう少しだ。もう少しだ」と念じて頑張りました。そしてある日のこと、ちゃんと見えるようになったのです。

その後は一度も、急に見えなくなるようなことはありません。もちろん昔に較べると、全体的に見えにくくはなっています。しかしこれは、近くも遠くも一様に見えにくくなっているので、レンズや筋肉を含む組織全体が、次第に年を取ってきたためだと考えています。

ある時酒の席で、友人の眼科医にこの話をしました。最初、彼はあまり信じない様子でした。しかし彼は、箸を二本手に取って、一本を私の目の前近くに、もう一本をやや遠くに立て、動かしながら何か視力検査のような仕草をしたのです。そして友人は、

「ふうん、嘘《うそ》ではなさそうだ」

といったのです。この経験は、老化に対する私の考え方に、大きな影響を与えました。つまり、何かの機能が低下したからといって、これはもう老化現象なのではないかと考え、あきらめてしまってはいけないのです。

これは「記憶」に関しても同様です。記憶の回復については後述しますが、「最近、人の名前が思い出せない」などと嘆《なげ》きながら、「年を取ったから仕方がない」とあきらめると、記憶力はますます失われるのです。

老化は急には起こらないのです。何かが急に起こった場合は、老化ではなく、何か別の原因によるのだと考えてみることをお勧めします。

## 3 脳がもっと若返る

### ☆老化の陰に活性酸素あり

誰でも、年は取りたくないものです。

不老長寿は、古来から人々の究極の夢でした。秦の始皇帝のように、権力を極めた人は、何とかして永遠に生き長らえられないものかと真剣に考えました。その結果、「不老長寿の薬」の探求が始まったのです。

と同時に、たとえ死んでも、あの世で今のような権力をもち続けていたいという願望から、兵馬俑《へいばよう》のように、兵士や馬の土像を作らせ、並べさせたのでした。また、それより昔の王は、部下をそのまま自分の墓に生き埋めさせたりしたことが遺跡に残っています。

しかし、錬金術のような、あらゆる不老長寿の薬の精製は、結局、成功しませんでした。

なぜ、人は老い、やがて死に行くのでしょうか。

最近の研究では、老化は、活性酸素によって、身体が酸化されるために起こる現象なのではないか、という考えが支持されています。そのため、酸化を防ぐ効力のあるベータカロチンやビタミンEなどが、老化防止の薬として脚光を浴びています。

私たちの身体は、空気中の酸素を取り込み、これでブドウ糖のような栄養素を酸化してエネルギーを作っています。そして酸素は、分解した栄養素から生成される電子で還元されますが、もし充分な電子がないと、身体の構成成分である遺伝子や細胞膜、酵素などから電子を取ろうとします。

このように、電子を取る力の強い酸素を「活性酸素」と呼びます。

これに対抗するため、身体には酸化を防止する物質、例えばＳＯＤやグルタチオンがあります。が、これが充分でなくなると、徐々に身体の成分は酸化されてゆきます。こうなると、身体は正常な機能を行なうことができなくなり、障害が起こってきます。これが老化の原因だとされています。

ところで、色々な国の「平均寿命」を調べてみると、緑黄野菜を多く摂る国民は、ガンや心臓病が少なく長生きである、という調査結果がでました。

その理由を詳しく調べますと、ビタミンEやベータカロチンのような「酸化を防ぐもの」

を多く摂ると、このような病気になりにくいことが分かってきました。そこで、ビタミンEやベータカロチンのようなものが、健康剤として売り出されてきたわけです。

## ☆感覚の認識

しかし、若さは単にビタミンのようなものだけで保てるものでしょうか。

俳優さんの若々しさはどうでしょう？

ある時、五十歳前後の女優さんがテレビで話していたことです。彼女は最近、クラス会に出席したそうです。すると昔の友だちは、みんな何となく老《ふ》けており、その中で彼女の若さだけが目立ち、みんなが驚嘆したというのです。そして彼女はその時、「自分は勝った」と思ったというのです。このエピソードは、女性の気持ちをよく示していますね。

同様のことは、男性にも言えます。俳優だけでなく、ビジネスでバリバリ活躍している男性ほど、みんな若々しい感じをもっています。ところが、商売で失敗したり、愛する人を喪《うしな》ったり、汚職や脱税で捕まったりした人は、急に老けます。なぜでしょうか。

大きな理由の一つには、精神が肉体に及ぼす影響が考えられます。精神が問題になるということは、脳科学と関連があることが予想されます。

例えば、私たちの身体の機能のうち、摂食や水分摂取、排尿、睡眠、性ホルモンの分泌、体温などは脳の視床下部が支配しています。また視床下部は、さらに私たちの感覚、感情の支配を受けています。

私たちは、外界の刺激を「大脳」で受け取ります。脳のフィールドについては、第一章で少し紹介しましたが、皮膚の感覚などは頭頂葉、視覚は後頭葉、聴覚は側頭葉、味覚は頭頂葉、嗅覚は前頭葉（最初はその下部にある嗅球）で処理され、その結果、「見た」とか「聞いた」とかという感覚をもつのです。

さらに大脳皮質の、お互いの感覚野をつなげる部分（連合野）で、「誰の顔か」「何の音か」というように、感覚の認識は構成されます。

☆脳内ホルモンと視床下部——情動のホルモン

しかし、聞こえてきた音が美しい音楽なのか、またその音楽は、前に聞いたことがあるのかというようなことは、脳の奥にある「辺縁系《へんえんけい》」に送られて、「感情」として受けとめられます。

辺縁系には、記憶の入り口（出口でもある）である海馬《かいば》、怒りや喜びに関係する扁桃核《へんとうかく》、中隔核などが属します。さらに視床下部にも、感情（好き嫌い・恐怖・快感など）を引き起こす場所があります。

これらの感情・情動は、視床下部に伝えられ、視床下部の機能やそこからのホルモン分泌に影響を与えます。視床下部は、そのすぐ下の下垂体《かすいたい》からのホルモン分泌を起こしたり、それを抑えたりするホルモン（ホルモン放出ホルモンという、ややこしい名前がついています）を出したりします。

下垂体は、性腺刺激ホルモン（卵巣から女性ホルモンを出させ、睾丸《こうがん》から男性ホルモンを出させるホルモン）を出します。また、副腎皮質刺激ホルモンは、副腎皮質からステロイド・ホルモンを出させます。またさらに、甲状腺刺激ホルモンや乳腺刺激（乳汁分泌）ホルモンも出させます。

従って、視床下部からの放出ホルモンの分泌がうまくゆかないと、女性では生理が乱れたり、男性では不能になったりします。またステロイド・ホルモンは、水分の吸収や排泄、ブドウ糖の代謝などに関係し、甲状腺ホルモンは、エネルギーの産生などに関係します。このために、ホルモンの異常で肥満になったり、糖尿になったりするのです。

また視床下部は体温を維持します。暑い時には、血管を開き、血液が皮膚に流れ、汗が出やすいようにします。また寒い時には、皮膚の血管がしまり、顔色なども白く見えます。

このようにして、体温は調節されるのですが、この機能がうまくゆかないと、皮膚の水分が少なすぎ、カサカサしたり、皮膚の赤らみがなくなったりします。

また視床下部は、睡眠、とくに徐波睡眠（夢と関係ない眠り）を起こすホルモンを出します。さらに、体内の水分を調節する抗利尿ホルモンを出し、尿量を調節します。尿量が減ったり、多くなったりするのは、このホルモンが多いか少ないかによるのです。

視床下部のもう一つの重要な役割は、食欲の調節です。視床下部の真ん中のほうにある神経（腹内側核）を刺激すると、満腹感を覚えます。またここを壊《こわ》してしまうと、いくら食べても満腹感が得られず、結果的に肥《ふと》ることになります。

また視床下部の外側（外側視床下部）には、摂食中枢があり、ここを刺激すると、どんどん食べ、ここを壊すと食べなくなり、結果的に痩《や》せてゆきます。

視床下部は、生体の重要な機能を調節しています。もしこの調節がうまくゆかないと色々な異常がおこります。さらに視床下部は、辺縁系の影響、つまり感情の影響を受けていますから、嫌なことが起これば、当然視床下部の働きに変化が起きます。

例えば、心配事や怖れがあると、眠れない、食べられない、肌の色や湿りがなくなり、かさかさする、などです。また前述のように、女性では生理が狂い、男性では勃起がなくなる、ということが起こります。

☆身体の若返り

会社で「昇進ができない」と分かった時から、夜の夫婦生活ができなくなった、という人がたくさんいます。

じつは、性ホルモンは感情に影響します。

女性は、更年期になって生理がなくなると、女性ホルモンが少なくなります。すると感情が高ぶったり、心配症になったり、不安の感情がつのったりします。

これには精神が影響を及ぼしています。生理がなくなると、女性でなくなったような気がして、自分が無意味な存在になってしまい、男性から相手にされない存在になったような気がする、と訴える女性は多いようです。じつは、生理がなくなっても、女性ホルモンの量が急になくなったわけではありません。排卵を起こすことができなくなっただけなのです。

ところが、女性にとって、出産の能力というのは、もっとも重要な能力だと考える人が多く、彼女たちにとっては、生理がなくなったことは、女性としての能力がなくなったように感じられてしまうのです。

昔から、俳優・役者は、いつも恋をしていなくてはダメだ、と言われます。そうでないと、演技に艶《つや》がでないからだそうです。本当にそうでしょうか？

確かに、テレビで見る男優や女優の若々しさは、驚くほどです。昔から、女優だったら、浮名を流すものだとよく言われます。いったい「恋」とは、人間にどのような影響を与えるのでしょうか。

私は以前、次のように考えていました。

「年を取った男性が、若い女性と一緒にいると、気分的に若返る。これはつまり、辺縁系に快感を与えるためだろう。これがホルモンの分泌をよくし、身体の機能を若くしているに違いない」

もちろん、実際に性交渉があって、精力がよみがえる例もあるでしょう。しかし一般の私たちは、ＴＶドラマのように、若い女性と不倫をするわけにはいきません。不倫は、身の破滅に直結しますから、誰でもそれぐらいの自制は働きます。

最近、有名な学者が、八十歳を過ぎてからの自分の性について、かなり赤裸々に書いたものを発表して、物議をかもしました。その中で彼は、次のようなことを語っています。

「私は最近、女性の友だちと会をもって、色々話をしたり、食事をしたりしているが、これは或る意味で、自分の性の満足と関係しているようだ。私は、この女性たちと会うことで、性的な快感を感じている」と述べています。この場合、話をしたり、食事をしたりするだけで、性的な快感を得ることになります。これは案外正しいのかも知れません。性交渉だけが若返る秘訣ではないはずです。「女性と会話をする」という精神的な喜びやハリが、大きく作用しているのではないかと思います。

### ☆若返りの脳内物質・DHEA

最近米国で、「若返りの特効薬」として、「ニューズウィーク」や「ニューヨーク・タイムズ」にも取り上げられた物質があります。

その一つは、前述のメラトニンです。もう一つは、DHEAです。DHEAというのは、聞き慣れない名前ですが、デヒドロエピアンドロステロンのことで、それを略してDHEAというのです。

では、DHEAは、何をする物質でしょうか。私たちの性ホルモンは、副腎皮質と睾丸《こうがん》、卵巣で作られます。女性の場合は、妊娠すると胎盤でもできます。

さて性ホルモンは、コレステロールから作られます。図3—1に示したように、これは途中でＤＨＥＡを介して、男性ホルモンや女性ホルモンになります。

副腎皮質では、ＤＨＥＡから性ホルモンに変わる経路は、あまり強くないため、性ホルモンは多くできません。

一方、図のグレーでぬった経路は、睾丸・卵巣ですが、ここでは性ホルモンの分泌が盛んです。卵巣では、アロマターゼという酵素が強く働き、テストステロンは、女性ホルモンのエストラジオールになります。

年を取ると、この経路の反応（活性）が弱くなり、男性ホルモンも女性ホルモンも少なくなるのですが、特にその前物質であるＤＨＥＡが、減少していることがわかりました。

それでヨーロッパでは、ＤＨＥＡの減少が老化や性欲の減少に関係しているのではないか、と早くから考えられていたのです。特にバージニア医科大学のレーゲルソン教授は、ＤＨＥＡの最も強力な推進者です。彼のような研究者は、自分でＤＨＥＡを飲んで、効果を発表しています。そしてまず、自分にも久しくなかった「朝立ち」が見られ、性欲も亢進してきたが、一緒に飲んでいる妻も、性行為を求めるようになった、と述べているのです。

さらにＤＨＥＡは、抗ガン作用があるとか、免疫力を高めるとかという効果が発表されました。さらにネズミでは、寿命を延ばしたともいわれます。しかし、この中で人々の興味を引いたのは、ＤＨＥＡで性欲がまして元気になった、という結果でした。

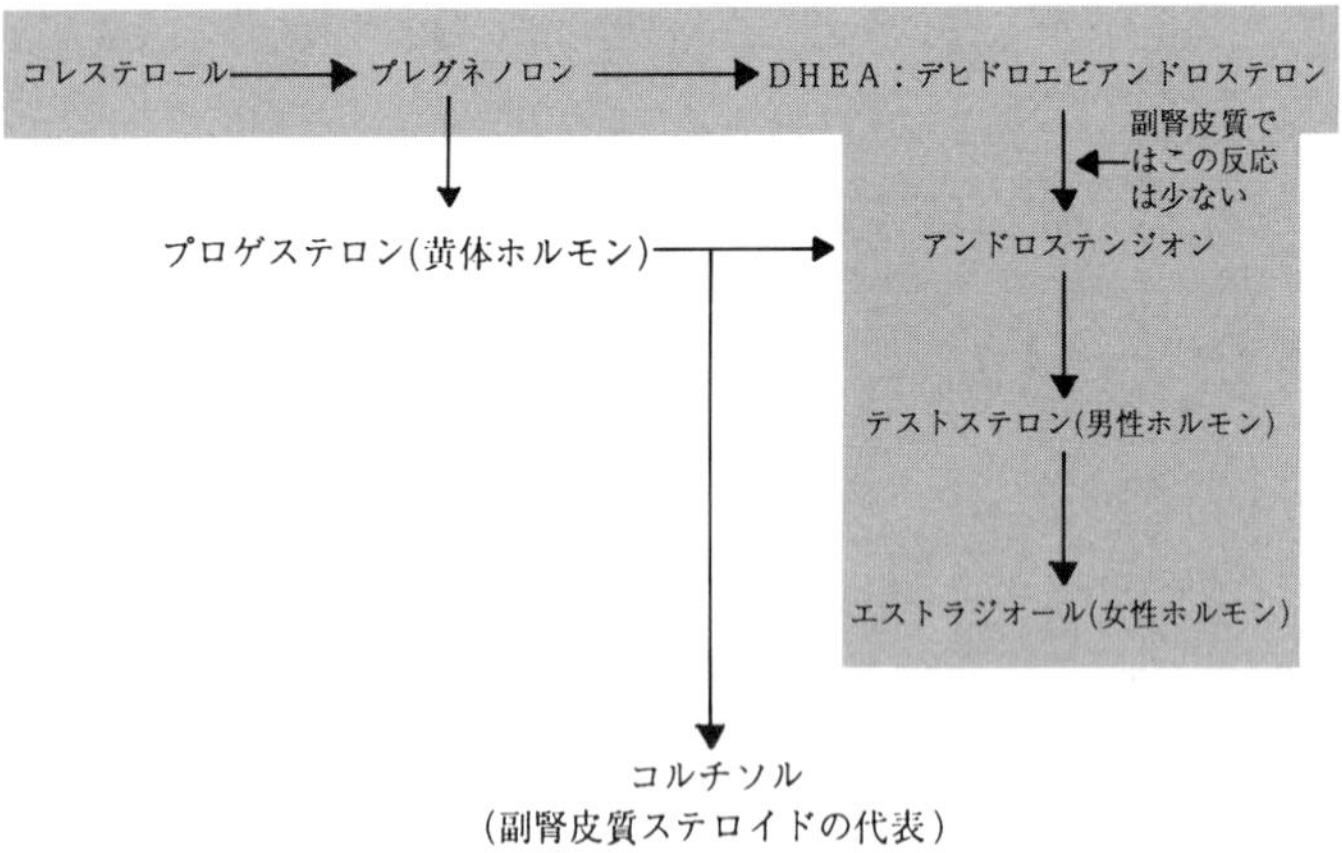


**図3－1 副腎と睾丸における男性ホルモンと女性ホルモンの生成**

（グレーの部分は睾丸での経路）

## ☆脳が老化する

私たちの性ホルモンは、脳の下垂体《かすいたい》の性腺刺激ホルモンで、生成が増します。特に黄体化ホルモンによって、図にあるプレグネノロン↓ＤＨＥＡの経路が盛んになります。そしてそこから、男性ホルモンや女性ホルモンに変わるのです。ＤＨＥＡは、年を取ると少なくなりますが、それは一つには、脳からの性腺刺激ホルモンが少なくなるからです。

このように、性の働きには脳が重要な役割を果たしています。例えば、年を取って排卵機能を失い、性行動も行わないネズミの卵巣を、若いネズミの体内に移植すると、この卵巣は排卵を開始します。一方、若いネズミから除った卵巣を、年を取ったネズミの体内に移植すると、卵巣は排卵を止めます。さらにこの時に、性腺刺激ホルモン（黄体化ホルモン）を注射すると、排卵を始めるのです。つまり、卵巣は老化しておらず、脳が老化していたのです。

## ☆性と脳科学

そこでもう少し、脳の性に及ぼす影響について考えましょう。哺乳動物は、性決定の遺伝子をもっています。女性はＸＸという二つの染色体をもっており、男性はＸとＹという二つの染色体をもっています。

このうち、Ｙ染色体に、性決定遺伝子があります。これがあると、胎生期の初期に、生殖器（原始生殖腺）は精巣になります。一方、女性にはこれがありませんから、生殖腺は自動的に卵巣になります。

ヒトでは着床後七週くらいにこれが起こります。そして精巣からは、男性ホルモンが分泌されるので、生殖器はすべて男性型（精巣、陰茎、精管、精嚢など）になり、もしこのホルモンがないと、原始生殖器はすべて自動的に女性型（卵巣、子宮、輸卵管、女性型外陰部など）になるという仕組みです。

ところで、精巣は、男性ホルモンを分泌すると述べましたが、これが脳にも作用します。ヒトやサル、イヌでは、脳は胎生四カ月くらいの時に、精巣からの男性ホルモンの影響で男性化します。女性も女性ホルモンを出しますが、これは血液内では、女性ホルモン結合タンパクにくっついているため、脳内に入ってゆきません。脳内にホルモンが入ってこないと、自動的に脳は女性化するのです。これが脳の性化の仕組みです。この脳の性化の時期を〝臨界点〟ともよびます。

ところがネズミなどでは、この男性ホルモンによる脳の変化（臨界点）は、生後四、五日までに起こり、そこで脳の男性化、女性化が決定されます。

ネズミの場合、臨界点が胎生期ではなく生後なので、動物実験を行うことができます。そこで、性ホルモンの脳に及ぼす影響を見るために、生後すぐの、臨界点前のメスのネズミに男性ホルモンを注射すると、このメスは成熟してから、メスに対して乗りかかるような性行動をとるのです（脳の男性化）。一方、生まれてすぐのオスを去勢すると、成熟してもオス的な行動をとりません（脳の女性化）。この去勢されて成熟したオスに極く少量の女性ホルモンを皮下に注射すると、脳はすでに女性化していますから、さらに女性化を促進させることになるため、オスの下でオスを受け入れる姿勢（ロルドーシスという）をとります。脳が男性化している臨界点後のオスに、これくらいの女性ホルモンを注射しても、何も起こりません。

つまり、生後すぐ（臨界点前）に去勢したオスの脳は、男性ホルモンに触れないので女性化しているのです。逆に、生後すぐに男性ホルモンを注射されたメスの脳は、男性化していたのです。

このように脳は、男性的にも女性的にも成り得るのですが、それを決定するのは、ヒトでは胎生期、ネズミでは生後四、五日の臨界点前に、脳が性ホルモンにさらされるかどうかによっているのです。

### ☆脳内の性ホルモン

ところで、面白いことに、生後すぐの、臨界点前のネズミのオスの脳に女性ホルモンをいれても、脳の男性化が起こるのです。またメスの脳に、女性ホルモンをいれても、同じように脳の男性化が起こるのです。つまり、女性ホルモンであっても、男性ホルモンであっても、臨界点前に、脳内に性ホルモンが入ると、脳は男性化するのです。

ではなぜ、普通の女性の脳は男性化しないのでしょうか。それは血液内で、女性ホルモン（エストラジオール）が結合タンパクと結合して、脳内に入ることができないためです。つまり脳内に性ホルモンが入らないことによって、脳は自動的に女性化する仕組みがあるからです。一方、男性では、男性ホルモンのテストステロンが、脳内に入ることができるので、男性化することになります（図3―2）。

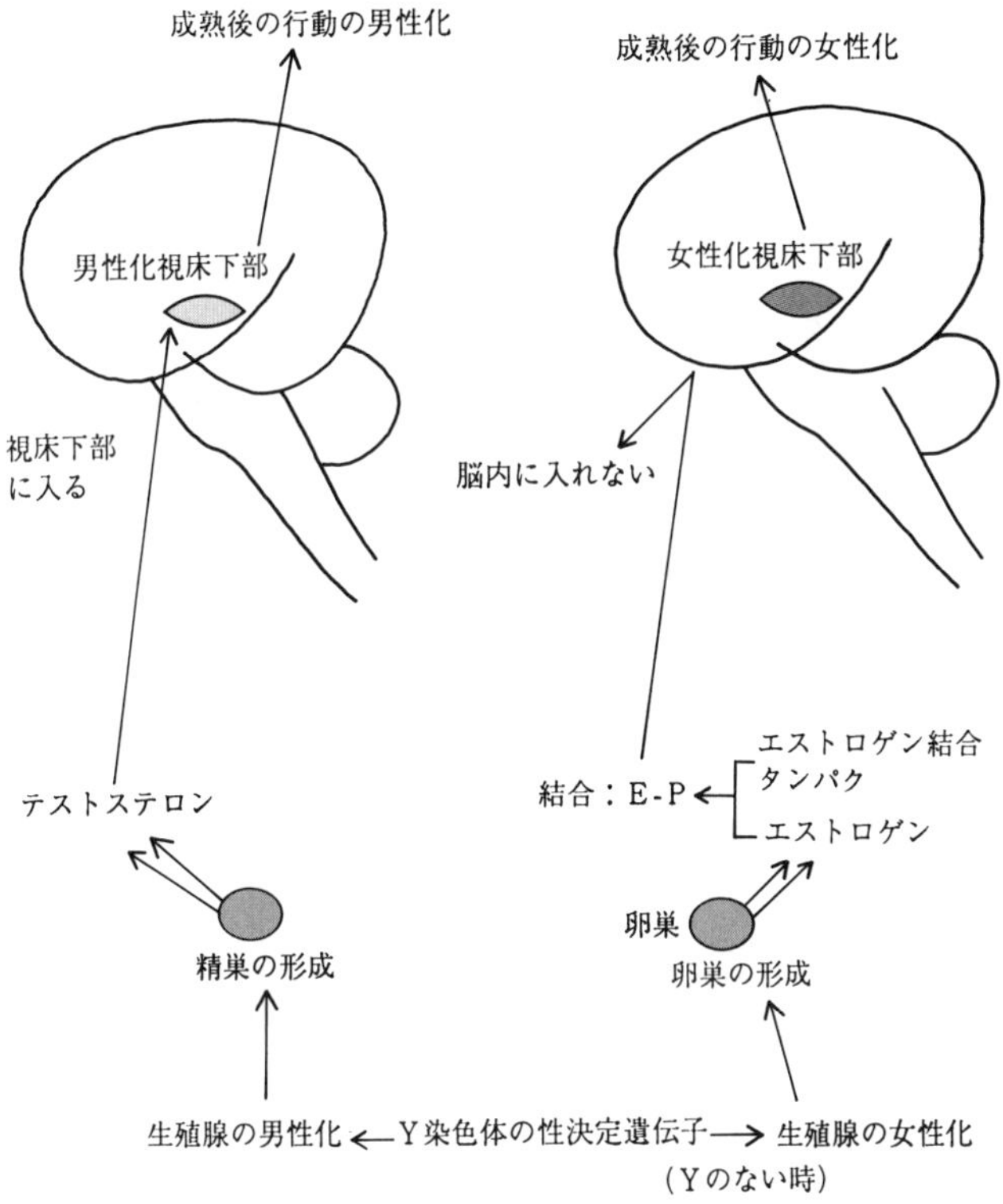


**図３－２　性決定と脳の変化**

ところで、臨界点後は、男性も女性も、脳内に性ホルモンが入ってゆけます。すでに性決定がなされているのですが、男性の脳に女性ホルモンが多く入れば、女性的な男性になります。逆もまた成り立ちます。女性でも副腎皮質から男性ホルモンが出ますから、これが多いといささか男性的な女性となるわけです。

このように、私たち人間の脳が男性的に働くか、女性的に働くかは、ホルモンの量により決まります。しかし、そのホルモンの量を何が決めるのかは、今のところまだ謎のままです。

## ☆更年期は、脳の問題

そこで、脳の老化と性ホルモンの話に戻りますが、更年期になるのは、脳が次第に活動を弱めてきたためで、急に脳が老化したのではありません。ここを誤解しないでください。また、卵巣や子宮がある日突然機能停止して、女性が女性でなくなったのではなく、脳からのホルモンが少なくなり、卵巣や子宮を機能させなくなったためなのです。

つまり更年期は、脳の問題なのです。もし脳が若ければ、たとえ生理がなくなっても、身体は今まで通り若さを保っていられるのです。

では、どうしたら若さをたもてるのでしょうか？　それは、脳から適度の性腺刺激ホルモンが出ることによって、ＤＨＥＡなどの物質を多く作るようにすることです。そのためには、「自分は年を取ってしまった」などと絶対に思わないことです。

そのような考えは、もっとも脳を老化させるのです。なぜなら、イヤなこと、暗い気持ちにすること、希望を失わせること……はすべて、辺縁系から視床下部にマイナスの情報を送り、視床下部の働きを抑制するからです。そうなると、性腺刺激ホルモンを放出するホルモンの出も悪くなります。

次に、積極的に脳を若返らせるように仕向けることです。

それは、前述の俳優の場合でしたら、恋でしょうし、異性とのつき合いでしょうが、私たち一般人は、そうも行きません。もちろん、男女でグループ交際という考えもあるでしょう。

しかし、脳の若返りは、何も恋やセックスによるものだけではありません。脳の活性化は、喜びや感謝、夢や希望、創造行為によっても起こるからです。指揮者や彫刻家などの芸術家や実業家、科学者は、比較的長寿の人が多く、元気でエネルギッシュな人が多いのですが、これなどはやはり、夢や創造活動が、脳に大きな影響を及ぼし、その働きを活性化させるためなのです。

第三に、前述のように、脳を抑制から解放することです。

ハワイやカリフォルニアに移住したお年寄りの若々しさはどうでしょう！　それはアメリカだからこその雰囲気だとも思うのですが、ともかく心を自由に解放し、いかにも束縛のない空気の中で、日々生活をしているのです。

日本では、なかなか高齢者がのびのびと振る舞うことができません。それは「世間の目がある」という意識が根強いためです。どうしても年寄りは、おとなしく、品良く畏《かしこ》まっていることが要求されます。

もちろん、それが老人の幸せだという価値観もあります。幸福になる基準は、人それぞれですから、何もすべての老人がハワイやカリフォルニアに住むような雰囲気になれと勧めているわけではありません。

もしも、今の自分は、心の中に不満があり、更年期に悩み、老化に悩み、不安を抱えて日々を過ごしているな……という気持ちがすこしでもあるのなら、生き方を一考するのも必要なことだと私は思うのです。

行動、衣装、考え方を若々しくすることは、身体の機能を若々しくする上で、たいへん効果がある、ということが分かってきました。

☆若返りと長生きのメカニズム

純粋に肉体的な意味での「若返りのメカニズム」は、脳の性的刺激が、視床下部を刺激し、最終的にDHEAを多く作らせる、というものです。

性的とは、性行動に走ることではありません。異性に対する関心を失わない、ということです。異性を見たり、異性と話すことは、目に見えない形で、脳内の性的なものを刺激しているのです。

DHEAには、老化を防ぎ、心臓などの機能を高める作用があります。

今までは、「性・老化・寿命・健康」の四つは、それぞれ別々の事柄で、関係ないものと思われていましたが、そうではなかったのです。

年を取ったら、枯れた人間になるべきで、性的な欲望など捨てよ、というのが昔からの考えでした。老人ばかりでなく若い人も、性行動を控《ひか》えるべきだ、という戒《いまし》めがあります。しかし身体の仕組みは、そのようになっていないのです。だから、色々と事件が起きたりするわけです。これは人間の宿命でしょう。従って、なおさら私たちは、脳をコントロールする必要がありそうです。

## ☆原始社会の性風景

原始社会では、種族の人口を増やすことは、種族維持の上でもっとも重要なことでした。それは、狩猟・獲物の保管・住居の建設などにおいて、人手が必要だったからです。

また、種族間の闘いで、若者が怪我《けが》をしたり、死んだりすると、いつまた別の種族が襲ってくるか知れません。その時にもし戦闘要員が少なければ、必ず戦《いくさ》には負けます。負ければ、男は殺されるか奴隷にされ、女は連れ去られるのです。逆に、争いに勝てば、生存が保証され、食糧も確保され、安定した生活がもたらされるのです。そのためには、生殖能力の強い男と女が存在する社会が有利になるのです。

第二次世界大戦中、日本では「人間は最高の兵器なり。たくさん子供を作るべし」という、いわゆる「産めよ、増やせよ」の政策がとられました。私の家も八人兄弟ですが、決して多い方ではなく、当時は八人の兄弟など普通でした。

さて、戦いに勝利した古代の種族の指導者・指揮官は、知力・体力において、他の男性をしのぐものがありました。産めよ、増やせよといっても、強い、優れた子孫が産まれて初めて、種族は安泰となるのです。筋力が男性ホルモンによるものとするなら、そのような男性は、たくましく、性的な関心やその能力も群を抜いていたと考えられます。

一方、女性の場合はどうでしょうか。社会のリーダーの愛を受け、その子供を産むことを求められる女性は、容姿も生殖能力も優れていたに違いありません。さらに、より長くリーダーの愛を受ける女性は、長く安定した生活ができ、肉体的にも衰えを遅らすことができたと考えられます。

いつまでも若さを保つ女性は、多くの子孫を残したはずです。さらに性的能力の強いことと、健康で長寿ということも関係したと思われます。どんなに優秀でも、早死にするような家系では力は保てません。生殖能力が強く、健康で長生きできる種族が生存に適していたのです。

## ☆英雄の子孫の若返り法

このように、性的な能力の強い男女の遺伝子が残されていき、次の世代に受け継がれたのです。そして私たちは、その子孫なのです。もし、私たちの先祖が、性に関心が薄く、その能力も弱かったら、私たちは存在しなかったでしょう。

従って、性的な関心が強く、長生きする遺伝子が、私たちの中に宿されていると考えることができます。私たちが、年を取っても性に関心があるのは、この理由によると考えることができます。性に関心をもつのは、悪いことではありません。むしろ自然の摂理です。性によって、人は若返りもするし、長生きもするのです。

ここで問題なのは、性に対する心の持ち方です。一歩間違えると犯罪を犯すのもまた、性の宿命です。また単に、性に関心があるだけではダメです。だったら、大多数の助平な人が若返ることになります。

やはり、ここも精神の問題となります。性に対する判断や認識が、私たちの運命を大きく変えるのです。その判断と認識は、一人ひとりの人格から生まれるものです。前述のように、夢・希望・喜び・感謝の気持ちをもち続け、創造・創作行為を続けることも、若返りの大きな要因なのです。

また、若返りの原動力である「生きがい」の秘訣は、誰か人のために生きている、という気持ちです。これこそが、生命の原動力としての愛なのです。

## 4 記憶力を高める

### ☆記憶がうすれる

最近、いわゆる「勉強法」の本が出て超ベストセラーになっています。

その勉強法の中でも、記憶を高めることは特に重要なことでしょう。古くからある「記憶に関する一般書」を読むと、

1、覚えることに興味をもつこと。
2、理解すること。
3、覚える言葉やできごとを、何かに関連づけること。
4、繰り返すこと。

このように多くのテクニックが紹介されています。昔から、よく受験の技術として、歴

史上の事件が起きた年を「ゴロ合わせ」で暗記しました。

大事なことは、記憶とは、どのような訓練によってその力を高め、かつ維持できるのか、ということです。

私たちは、年を取ると、次第に人の名前などがすぐに出てこなくなります。中高年によく見られる話し方に、「ほらアレを、あんなふうに、やってたね」というような「代名詞の多用」があげられます。しかもこれは年を取れば取るほど顕著《けんちょ》になります。まだそんな年でもない人が、「最近、固有名詞がでなくなって」などと嘆《なげ》く姿もよく見ます。

もう一つ興味深いことは、これまで日本では、記憶力があまり重要視されてこなかった点です。学生時代、記憶力の試験がよくできても、「それは頭がよいとは言えないよ、単に暗記力がよいだけだ」と言われた人も多いと思います。

挙げ句の果ては、「考える力こそ、頭のよさの目安だ」などと言われ、高校時代などは、歴史ができてもあまり尊敬されず、物理や数学ができると、頭がよいと尊敬されたものです。多くの子供たちは、「ぼくは暗記はまったく苦手だ。人の名前など覚えられないんだもの」という言い訳を口にします。

しかし、年を取ってくると、頭がよいということは「記憶力がよい」ことだと痛感させられます。悲しいことに、もの忘れをしたり、もの覚えが悪くなると、人は「もうボケた」

と言われるのです。

☆記憶には、二種類ある

年を取って、依然として計算の能力などは衰えてなくても、話している相手が誰なのか、自分がどこにいるのか分からない……ような状態を「ボケた」と称するようです。一方、計算などができなくなっても、会う人の顔や名前を覚えている人、しばらく前に起こったことを思い出せる人は、ボケたとは言われません。

中高年の人が話をする時、正確に日時・場所・名前などを言える人は、「なんと頭が冴えている人だろう」と、驚愕の目をもって見られるのです。こうなってくると、記憶のよさが頭のよさとなってきます。

痴呆症《ちほうしょう》の老人が、機械を修理したり、組み立てたりすると、周囲の人は、「あんなにボケても、昔やったことだけは忘れないのね」と可哀相がられますが、では、「機械を組み立てる能力」は、記憶ではないのでしょうか。

まず、記憶の仕組みについて少し考えてみましょう。

記憶には、二種類があります。

このうち、一つめの記憶は、二つに分けることができます。

一つは、名前や出来事を記憶するものです。難しい言葉では「陳述的記憶」と言います。二つは、体験です。つまり、自転車の乗り方などの記憶です。これも難しい言葉では「非陳述的記憶」と言います。

名前などは、だいたい一回で覚えますが、ほどなくして忘れます。これに対して、体験の記憶は、何回か学習する必要がありますが、一度身につくと、なかなか忘れません。「昔取った杵柄《きねづか》」とはよくいわれることです。

もう一つの記憶の分け方は、時間による分け方です。

例えば、一瞬の記憶、つまり感覚の記憶と数分の記憶を「短期記憶」と言います。そして長い期間の記憶を「長期記憶」といいます。が、これもさらに二つに分けられ、数分から数カ月の記憶と、「永久記憶」といって一生なくならない記憶があります。

この短期記憶が、永久記憶になる段階は、主に「海馬《かいば》」で処理されます。そのほかに前頭葉、前脳基底核《きていかく》（とくにマイネルトの神経核）、乳頭体、視床《ししょう》、扁桃《へんとう》などが関係します（図3―3）。

## ☆記憶の位置

例えば、海馬を手術で取り除くと、昔のことは覚えていますが、最近のことは忘れていいます。さらに、現在起こっていることも、注意をそらすともう思い出せません。朝ご飯を食べたこと、今行ったトイレの位置、今会った人の顔と名前などが全く思い出せません。ところが「昔のこと」はよく思い出します。

例えば、アルツハイマー病では、今したことを忘れてしまいますが、昔のことはよく覚えています。また例えば、話す「言葉」は忘れていません。

もちろん最後の段階では、全く何も分からなくなるのですが、その時は、前脳基底核の細胞が死滅しています。また前頭葉の下部を障害した患者は、今起こったことをすぐ忘れます。

扁桃も、短期記憶を長期記憶にするのに関係しています。では、長期記憶はどこに蓄えられるかというと、大脳皮質の色々な場所に蓄えられます。このため、脳が完全にダメになるまで、何らかの記憶は残っているのです。老人が、最近あったことは全く覚えられないのに、昔のことをよく覚えているのも、この理由によるのです。

さて、脳の機能で重要なのは、言語の機能です。つまり話したり、読めたりする機能は、左の脳にあります。従って、左の脳に脳梗塞が起こると、言葉がしゃべれなくなり、失語症になります。が、右の脳に障害があっても、言葉は話せるのです。また、画像とか立体感覚は、右の脳の方が得意です。右の脳を壊すと、絵などがうまく描けなくなります。

もっとも、言語の機能がすべて左脳にあるわけではありません。右脳にもあります。言葉は必ずしも論理的だけとは言えないのですから。

☆記憶の行程

さて記憶ですが、これはいくつかの過程から成り立ちます。

まず、獲得です。これは何かを見て覚える作業です。次に、記憶として固定します。ここまでが、記憶の入り口である海馬などの作用です。

さて、固定した記憶を維持する必要があります。長期記憶は、放っておいても維持されます。私たちはこれを必要な時に想起、つまり取りだす必要があるのです。そこで、私たちが「忘れた」という時に、この過程がどうなっているかを考えてみることが大切です。

私たちは、名前が思い出せない時も、人に言われると「ああ、そうか」と思い出せます。

つまり、この時私たちは、想起ができないのです。ですから、正しくは忘れたのではないのです。

ここが大切です。あなたの脳には、色々な人の名前や事件の記憶が、いっぱい詰まっているのです。私たちが思い出せない時も、決してこれが「なくなった」のではありません。このことから考えると、記憶のよい人は、「想起する能力が高い」人なのです。

想起する能力は、練習でよくなるのでしょうか。

まず、人の顔と名前の関係を考えてみましょう。名前を聞けば、だいたいその人の顔は思い浮かべられます。例えば、山田さんと会う約束をしている時、十人の知り合いがその場にいても、山田さんを見分けることはできます。しかし、顔を見て、名前を思い出すのは大変です。つまり画像から名前を思い出すのは困難ですが、名前から画像を思い出すのは難しくないということです。

☆記憶のリハビリ

そこで私は、ある練習をすることにしました。テレビを見て、知っている俳優や政治家の顔を見たら、すぐに名前を思い出して口にするのです。最初は、なかなか名前が出てき

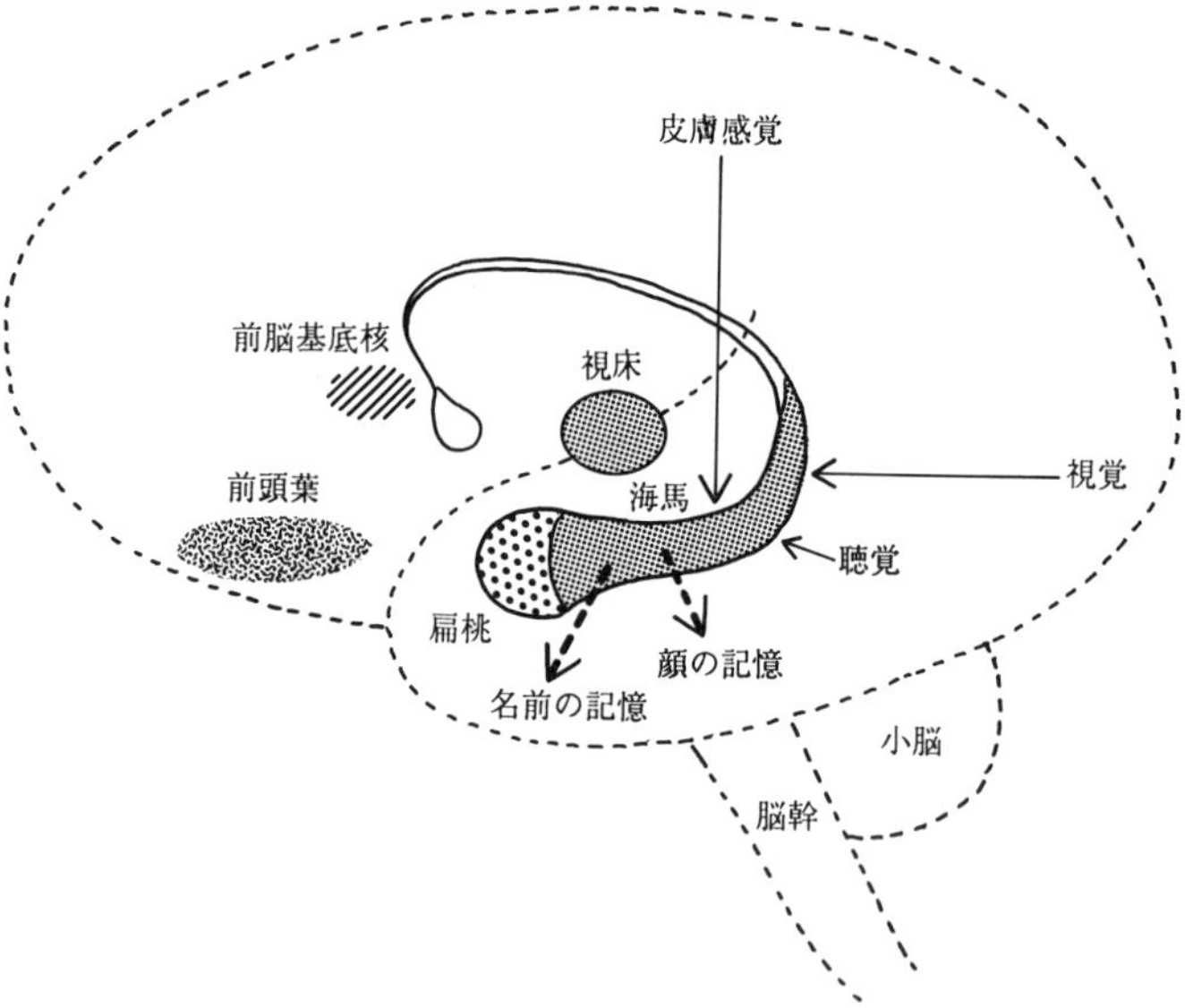


感覚の情報は海馬に送られ、ここにしばらく蓄えられ、長期記憶化する。そして名前などは側頭葉の前の方に蓄えられる。前頭葉、前脳基底核、扁桃、視床なども長期化に関係する。

**図３－３　記憶の長期記憶化（符合化）**

ません。しかし、根気よく繰り返すと、次第に名前が楽に思い出せるようになります。

これは記憶のリハビリです。私たちの神経は、使っていると次第にあちこちに突起をのばし、接続するという性質をもっています。さらに、よく使っている神経は、つぎの神経との連絡が楽になるのです。これを「促通」といいます。

これを続けると、右の脳から左の脳（言語、名前）への連絡がどんどんよくなります。私もやっていいます。最初できなくても、あきらめてはいけません。ちょうど、脳梗塞などのリハビリと同じで、苦しくても繰り返すことです。すると、脳神経は、次第につながりを回復し、強めて、ものや顔を見た瞬間に、名前が出てくるようになるのです。

## ☆記憶力は回復する

脳は不思議なもので、使うとドンドンその能力が、伸びるようになっています。

例えば、言語中枢が、脳梗塞でやられて、まったく口をきくことができない人も、早くからリハビリをすると、普通に話せるようになります。

しかし黙っていると、ドンドン話せなくなり、結局完全に失語になってしまうのです。

同じことは、記憶にも言えます。決して遅れてはいけません。

「最近、もの覚えが悪くなった」

などとつぶやいていてはダメです。もの覚えが悪くなったのではなく、思い出せなくなったのです。放っておいたら、記憶の回路は動かなくなります。頑張って、思い出せるように努力しましょう。

そしてここが肝心なのですが、もし思い出せたら、大いに喜びましょう。その喜びがまた脳を活性化させるのです。

ボケを怖れるみなさん！　ボケとは、記憶の喪失です。しかし、実際には「思い出す力」の喪失なのです。またそれは、記憶の回路を使おうとしない、つまり動かなくなるままにしておくために起こることなのです。

脳梗塞で手足が動かなくなると、私たちはすぐに苦しいリハビリを始めますね。であるのに、なぜ記憶の衰えを感じた時に、記憶のリハビリを始めないのでしょうか。

手はじめに、今見ているテレビに登場する有名な俳優さんの名前を言ってみてください。もし言えなくても、人に聞いてはだめです。何とか思い出すようにがんばることです。思い出せなくても、ガッカリする必要はありません。まだ始めたばかりですから。今度は、別の番組に登場している俳優の名前を思い出してみましょう。またニュースの画面上にでてくる政治家の名前はどうでしょうか。

## ☆脳血管の活動と記憶

最近、脳の活動を直接観察する機械ができました。ＰＥＴという装置です。これは、脳の色々な部分への血液の流れを調べることで、それを脳の活動の印と考える方法です。

それによると、私たちが何かを思い出そうとすると、色々な脳の部分の血液の量が多くなります。つまり活動が増加するわけです。さらに、血液が多くなれば栄養がたくさん送られるわけですから、脳の機能はよく保たれます。

動脈硬化で脳の血管が狭くなっている人は、単に血管性のボケになるだけではなく、アルツハイマーにもなりやすいことが分かってきました。それならなおのこと、色々なことを思い出して脳を活性化する必要があるのです。

また注意することは、次のような点です。

もともと記憶力のよい、頭のよい人でも、脳の血管は狭くなってきます。この時、このような頭のよい人なら、他の人に比べても、まだ記憶力が保たれています。しかし、当人にとっては、以前と比べれば、相当悪くなっていることがあります。このような人は、それで落ち込んでしまうのです。すると急にボケることがあるのです。

社会において、指導的な地位で活躍し、頭も大変よい人が、ボケて周囲の人を驚かすことがあるのは、こうした事情によるのです。従って、他人と比較したり、以前の自分と比較したりしないことが大事なのです。

記憶のリハビリを、ぜひ忘れないようにして下さい。

## ☆感情と記憶

さて、記憶について、もう一つ重要なことがあります。それは「感情」と「記憶」の関係です。よく年を取った人に不幸が襲うと、急に記憶が悪くなることがあります。例えば、最愛の孫が自動車事故で亡くなったりした場合です。

地位が相当高く、ワンマンで、頭もよい大会社の会長などが、急にボケることがあります。それには二つの理由があるのです。

一つは、不幸になると「ストレス・ホルモン」が、副腎皮質から出てくるからです。これが多くなると、記憶の入り口である海馬の細胞が死滅します。つまり、ものを覚えられなくなるのです。

二つは「抑制」です。人は、悲しいことや辛いこと、イヤなことがあると、どうしてもそれを、できるだけ思い出したくないと思います。思い出したくないがために、なるべく普通のことをも思い出さないようになるのです。いわば「思い出したくない」という機能が作動するのです。こうなると、脳は正常に働けず、次第に細胞は死滅して行きます。つまり脳が萎縮《いしゅく》するのです。

このような理由から、年を取ったら、なるべく激しい感情の動揺を起こさないようにするべきです。「達観」という古来の智恵は、ここにおいて意味をもつのです。とにかく、お年寄りに強い刺激は禁物です。

さらにお年寄りは、みんなから尊敬され、勝手に振る舞えるということが、ストレス解消になります。一般に、年を取ると「わがままになる」といわれるのは、そのような生き方が、一番ストレスのない生き方だからなのです。

ところが、一般の家庭では、老人は邪魔者扱いされる場合があります。老人ホームに追い遣《や》られるのではないか、と思うだけでストレスとなります。そしてこれがボケの引き金となる場合も多いようです。

ところが、例えば、政治家の中でも、派閥のドンなどは、非常に元気で、若々しいのです。またワンマンのオーナー社長や会長なども、いつまでも若く元気です。もちろん、それが会社にとってよいかどうかは別問題ですが……。

ところが、そのような人たちは、一度《ひとた》び権力を失うと、まるで別人のように元気がなくなります。最近亡くなられた金丸氏も、その例ではないでしょうか。

このように、記憶は、感情・情動に左右されます。記憶は、幸福感・満足感などで維持され、時によくなるのですから、満足の行くような生き方をすることが、最高にボケない生き方だと考えることができます。

☆ボケない秘訣

ところで、ボケない老後を送るには、自分のことはなるべく自分でした方がよい、という意見と、周囲の人ができるだけ世話をする方がよい、という意見があります。もちろん、両方が備われば最高ではないか、と思われる方も多いと思います。

米国の例です。老人ホームの人たちを二群に分けました。一群には「人がボケないで、健康な老後を送るには、自分で自分のことをやること」と説明し、それを忘れないために花の鉢《はち》を渡し、自分で世話をさせました。もう一方のグループには「人がボケないで、健康な老後を送るには、自分の面倒をよく見てくれる人がいること」と説明し、それを忘れないために花の鉢を渡して、「これは、あなたの面倒を見る人がいつも世話をします。ですから、自分はちゃんと面倒を見てもらえているということを〝実感〟してください」と話しました。

この二つのグループの差は、どうだったでしょうか。

このグループの間には、大変な差が生まれました。自分で自分のことをやるように教えられた人たちは、あまりボケないだけでなく、生活が積極的になり、人間関係も向上しました。一方、他人の世話が大事だと教えられたグループの人たちは、ボケが進み、病気になる率も高く、さらに考え方が悲観的になったのです。

つまり、お年寄りでも、「自分のことは自分でする」ということが、ボケを防ぐために非常に重要なことだったのです。

## ☆ボケの哀《かな》しみ

ところで最近、知り合いの女性が二人、急にボケてしまいました。

一人は、着物の着つけを専門にし、ホテルで有名人の着つけをしたり、若い女性にそれを教えたりしていました。さらに、地域のリーダー的な存在として活躍していました。またそのご主人も、とても愛妻家で、二人の仲のよさは有名なものでした。

ある時彼女は、着つけの手順をフッと忘れたのです。それから急に、色々なことができなくなり、自分で服の着替えもできなくなってしまった、というのです。

これを見てご主人は、職を辞め、子供たちとも離れ、二人でアパートを借りて生活をはじめたのです。それもご主人は、まるで赤ちゃんを世話するように、こまめに何でもしてあげました。入浴をさせるだけでなく、髪もとかし、お化粧もしてあげる、という具合です。また昼は、車椅子に乗せて、買い物に連れて行きました。子供をあやすような会話を、二人はしているのです。

二人の知り合いは、「ずいぶん大変でしょう」とご主人に聞くのですが、ご主人は、

「いや、ボクは今まで、ずいぶん勝手に生きてきて、家内に苦労をかけてきたのだから、できるだけ面倒を見てあげたいんです」

と答えています。

また最近、似たようなことが、別の理想的な夫婦にも起きたのです。やはり、活動的な奥さんと優しい、教養のあるご主人の場合です。

私はこれを見て、もしかしたら、長い間気を張って生きてきた奥さんが、フッと気が緩《ゆる》んだ結果ではないだろうか。またその時に、優しいご主人がいて、甘えてもだいじょうぶだという気持ちが、心をよぎったのではないだろうか、と思いました。

このように、ボケの原因には、それまでの長い間の緊張があったと考えられ、同時に、突然のフッとした気の緩みが、その引き金になったと考えられるのです。

### ☆人はなぜボケるのか

高血圧の人で、血圧が下がってくるような場合に、ボケになりやすいことが、最近発表され、話題になっています。

血圧の高い人は、一般に活動的です。しかし、このような人の脳は、血管の抵抗が強いので、心臓からの血液の輸送に力が多くかかります。これが高血圧の状態です。

ところが、年を取って心臓の力が弱まったりすると、脳に充分の血液が送れません。そのため一時的に、脳の機能が衰えます。若い時分なら、すぐ回復して問題はないのですが、年を取ると、神経細胞の一部は死滅します。すると、脳の機能が永続的に障害されます。その結果、ボケの第一歩がはじまり、次第に進んで行くのです。

前述のように、長らく苦労してきた人が、年を取って安定した生活を確保できると、フッと気が緩むことがあります。まわりを見れば、主人も自分を愛してくれて、だいじょうぶだ、よくやってきた、という感覚でしょう。

これは精神には、ちょうど一時的に血圧が下がったような状態と同じです。この何でもない動機が、気がつかないところで、ボケの引き金を引き、あとは自動的にボケが進むことがあるようです。

「ボケとは、そんな精神的なものではない」

という方に、次の例をご紹介します。私の知人で、とても有名な会社の役員をしていた人がいます。定年後、奥さんを亡くし、次第にボケてきて、文字通り色々なことを忘れることが多くなりました。

そこで家族が、彼を老人クラブの中でも、地位の高い人の集まりで、連れ合いを失った人たちの会に出席させたのです。もともと風格のある顔をしている方でしたから、ある未亡人とつき合いはじめました。すると、次第にボケが治ってきて、記憶もよくなり、昔のように社会や文化のことに興味を示すようになりました。

家族は、ビックリして喜んだのですが、結婚したいなどと言われたら大変だという気持ちもありました。老人同士の再婚には、遺産の問題などあり、なかなか難しいのが普通です。ところが、この二人は、知性のあるカップルで、結婚したいなどとは言わず、一緒に暮らし、時々外国旅行などをやって、楽しんでいるとのことです。

これは、男女がよい刺激を与え合った場合でしょう。またこれには前に述べたＤＨＥＡのようなホルモンの作用もあると思います。

これらの例が示すことは、ボケも意外に精神的な影響を受けている、ということです。そして、最初はちょっとしたキッカケからはじまる、ということです。

年を取ったら、簡単に諦《あきら》めないで、何にでも興味をもち続ける努力をしましょう。また、もし連合いを亡くして孤独に苛《さいな》まれているなら、恥ずかしいなどと思わずに、男女のつき合いも積極的にしましょう。これが自分の老後の幸せ、生きがい、さらに健康を決めるきっかけとなるものです。

## ☆老後は、人生第二の黄金期

ここまで、若返り、記憶力の回復、ボケの防止……など、老いにまつわる諸問題を取り上げてきましたが、最後に理想的な老い方について考えてみましょう。

近年、「生涯学習」という言葉が流行《はや》りました。私は、この言葉を耳にする度《たび》に、「ああ、人生は本当に勉強の連続だなあ」と思います。たまたま私は、生理学者として、医科大学に勤務していますが、還暦を迎えた今でも、毎日が本当に勉強の連続です。

昨年（平成八年）春、非常に嬉しいことがありました。それは私の連合い（家内）が、同じ医科大の教授に就任したことでした。家内は、子育てと家事による多忙の中にありながら、日々学者として、また教育者として、よく励んでいました。その頑張りは、夫の私が脱帽するほどのものでした。当時の新聞には、「おしどり教授夫妻」などと紹介され、恥ずかしいような嬉しいような気持ちでした。

しかし、よく考えてみれば、これは夫婦二人が仲よく健康であり、良い意味で切磋琢磨《せっさたくま》しながら、ここまでこられたお蔭だと思います。お互いに「頑張ってるな」と意識しながら、向上し合う関係は、ある意味で理想的なパートナーシップだと思います。

私は、惚気《のろけ》話をする気はありませんが、惚気話ができる夫婦というのも、また素敵だと思います。そういう夫婦は、高齢であっても、概して二人とも若々しく健康です。

人間は、誰でも年を取ります。しかし、年の取り方は、人それぞれです。これは日々の生き方と直結していることなのです。限られた日々をいかに過ごすか。これが私たちの人生に与えられたテーマだと思います。中年から、熟年、壮年、老年へと移り行く過程で、私たちはいったい、どれだけのことができるのでしょうか。

日々一瞬一瞬、このことを意識しながら、無理をせずに、しかし手を抜かずに、精一杯生きて行けたら、きっと私たちは幸福な人生を実感できると思います。私たちは、毎日を自分の手で創造できる創造主です。日々クリエイトです。創造するためには、光がなくてはなりません。私たちは、明るくあるべきです。明るくないと何も生まれません。

日々の些事《さじ》を憾《うら》まず、過去を後悔せず、思い出に悲しまず、いつでも平常心をもって、おおらかに笑って生きる。そして日々、新しいことに好奇心をもち、頭（脳）を働かせ、チャレンジ精神を忘れない。そして誰かに尋ねられたら、豊富な経験に基づく的確な示唆ができる。知性とウィットに溢《あふ》れ、やさしさに満ち、言葉には威厳がある。

そんな賢者に、一緒になってゆこうではないですか。

# 第四章　脳力科学による教育

# 1 心の力の秘密

☆心の力の秘密

前章まで、脳と心身の関係や、脳と病気の関わりを、さまざまな例をあげながら、色々と見てきました。

私は、ガン、糖尿病、アレルギー、突然死、ストレスといった、薬や現代医療ではなかなか治りにくい病気を例にあげて考えましたが、結果として、このような病気は、ほとんどストレス、悩み、不安などがキッカケで発症する、ということが判ってきました。ならばストレスに対処でき、不安や恐怖に動じない「心の状態」が保てる時、私たちは病気から身を守ることができることになります。

ところが、この〝ものに動じない〟という心の状態は、凡人の私たちにとって、非常に難しいものです。どうしたら、そのような心に成ることができるのでしょうか。

世の中には、数多くの宗教家が、さまざまな示唆（生きる智恵）を与えてくれています。

しかし私は、生理学を学ぶものとして、その立場から意見を述べてみたいと考えています。

それは、度々述べてきたように、脳力を高めるということです。

## ☆本当の心と妄想の心

優れた宗教は、決して〝神頼み〟のみの宗教ではありません。

優れた宗教は、自己の心に〝神が宿っている〟ことを教えます。キリスト教では、『聖書』に「神は、汝の心にあり」と説いています。仏教では、みずからの外部には、超自然的な力（神）の存在を仮定しません。

特に禅では、私たちは、ほんらい「不生不滅の生」を有していると説きます。「仏心」とは、仏教の説く処《ところ》によると、永遠に清らかであり、限りない徳と力が備わっているというのです。

生長の家の創始者・谷口雅春師をはじめ、現代の宗教の創始者たちもまた、「我々の中には、無限の力が宿っている」

と、やさしく説かれています。

釈尊は、私たちがこの無限の生命を自覚し、その力を発揮できないのは、私たちの心が、妄想《もうぞう》や煩悩《ぼんのう》の雲に取り囲まれているためだ、と教えます。そのため、私たちの思うこと、言うこと、行うことが、ほんらいの心によるのでなく、妄想の心、煩悩の命令によって成されるのだとしています。

たとえば、誰かに親切にしようと思う〝本当の心〟の働きがあっても、

「そんなことして、あいつだけうまく行くのも、くやしいし……」

という妄想の心が、本当の心の命令の代わりに、私たちの行動を支配してしまうのです。

また、他人の行動には、必ずしも悪意があるわけではないのに、意味なく反対したり、怒ったりし、その結果却って人間関係を悪くすることが、よく起こります。また昔から「岡目八目《おかめはちもく》」といいますが、〝碁〟の勝負というのは、他人の試合を見て分析する時は、正しく分析できるため、まずい手は打たないのに、自分が勝負している時は、正しい判断ができずに、誤った手を打ってしまう。

つまり、誰でも〝自分のこと〟になると、欲が出るので、判断が狂うのです。その結果、勝負に負けてしまうわけです。岡目（つまり第三者）になった時、人は八目くらい強くなるわけです。よく、他人の馬券や株の損得については、冷静に分かるのに、自分の賭事（勝負）

となるとカラキシ駄目という人がいます。

私たちは、本当の心のままに生きるならば、碁でいうなら八目くらいの良い結果を残すほどの実力があるのです。それを「好き・嫌い」や「これも欲しい、あれも欲しい」の感情で行なうので、判断が狂い、ものごとがうまく行かなくなるのです。

☆隻手《せきしゅ》の音声《おんじょう》

では、どのようにしたら、ほんらいの心の力を発揮できるのでしょうか。

例えば、宗教で行なう「祈り」という行為に注目します。

元々祈りは、何かを〝願う〟行為から始まったと思います。しかし後世には、教祖となった人の残した言葉や、聖典となる書物にある言葉を、繰り返し唱えることが祈りであると考えられます。しかもその言葉は、時代が経ってみると、必ずしもその意味を理解して唱えるものではなくなってきます。

例えば「南無阿弥陀仏《ナムアミダブツ》」とか「南無妙法蓮華経《ナムミョウホウレンゲキョウ》」といった経文の言葉には、「どうか、私を幸せにしてください」とか「願いを叶えて下さい」というような意味はないのです。……ないのですが、同じ文句をただ唱える、という行為（行）の中に、その願いを込めるのかも知れません。或いは、意味不明の言葉だからこそ有難く、ただ唱える中で、精神が統一されてくるのかも知れません。

私たちの心は、同じ行為をただ繰り返していると、次第に何も考えない状態になってしまいます。禅宗、特に臨済宗では、「公案」というものを与えます。公案とは、試験問題ではありません。禅問答といわれるように、論理的に考えたら、チンプンカンプンの問題です。

有名な江戸時代の禅僧・白隠禅師は、「隻手の音声」という公案をだしました。私たちが、両手を叩けば音がするが、片手でも音がする。この音とは、どのような音か……という問題です。

理不尽この上ないこの問題を、理性で解決しようとしても、それはできない相談です。にもかかわらず、解決を迫られます。そこで、坐禅の間も「隻手の音声」と繰り返し唱えているうちに、次第に妄想や煩悩が消えて、無心の境地に入って行くのです。

そのような時、何か音を聞いたり、事物を見たり、痛い思いをしたりすると、その刺激が、心の奥に直接入り込み、自分の本心を自覚する……ということになる、というのです。

## ☆心の力を自覚させる方法

しかし、妄想を少なくするのに、特別な修行が必ずしも必要なわけではないのです。例えば、一つの仕事に、我《ワレ》を忘れて打ち込んでいる人がいるとします。その顔の美しさはどうでしょう！　煩悩、妄想というものは、元々〃ない〃のですから、これが現れなければ、ほんらいの美しい心が現れるのです。

妄想は、湯気《ゆげ》のようなもので、水に熱を与えなければでてこないし、また湯気が立たなければ、向こうの景色は見えるのです。つまり、湯気や妄想には、実体がなく、自分で作りだしているに過ぎないのです。

これが、まず心の力を自覚させる方法の第一です。

私たちが、何かに感動する時、また誰かの影響を受ける時、よく考えると、私たちの心がその刺激を求めているのだと思えます。ヒットラーでも、ナポレオンでも、故・田中角栄氏でも、民衆は、まるでその人たちにだまされた、洗脳された、話し方に影響された……と思っているようですが、じつは、民衆みずからが求めていたことを、この人たちが刺激した、というように考えることができるのです。

最近、頻繁に起きている宗教団体の諸問題でも、じつは信者になった人たちの心が、元々求めていたものを、教祖が与えたのです。このように考えると、信者はマインド・コントロールされたというより、自分の求めていたものを誤った形で与えられ、それに飛びついたと考えることができるのです。

それは不安の解消でもあったでしょう。或いは、何か生きがいの追求でもあったと思います。超能力への憧れ、つまり限界の打破を望んでいたのかも知れません。しかし、人々がそのような不安を感じ、その解決を望んでいるということは、現在の社会にも問題があるわけです。

私は、犯罪の原因が社会にあると論じて、犯罪者を擁護しているわけではありません。そうではなく、このような宗教（教義）に人々が飛びつく時とは、人々が、何か不安を抱き、生きがいの喪失に悩み、その解決に役立つ意見・思想・人生観などがないか、と求めている時なのです。

その心へ、あたかも解決が与えられたかのような話が、飛び込んでくるわけです。つまり、心の琴線《きんせん》に触れる何かが、やはり感じられたのでしょう。教祖の言葉は、まさに旱天《かんてん》の慈雨のごとくに、聞く者の心を刺激するものです。

しかし、じつはそれは教祖の声ではなく、また独裁者の演説でもないのです。よく耳を澄ませば、それは自分の声だったと分かるのです。

### ☆心は、万華鏡

このように、心というものは、刺激を与え、奮《ふる》い立たせてくれる何かを求めているのです。ですが、私たちは、他人の言葉でなく、自分の言葉で心を刺激し、喜ばせてやるべきなのです。たとえ自分の心が、憎しみや悲しみで汚れていても、煩悩の虜《とりこ》になっていても、その奥に潜む「真の心」は、あなたの励ましの言葉を待っているのです。

明るい言葉を、自分の心に呼びかけましょう。ともすれば煩悩の暗雲に覆い隠されてしまう本当の心の光を、それによって輝かせましょう。この呼び掛けを繰り返せば、実体のない妄想の雲は消えてしまい、心の光は、雨上がりの雲間から夕日がサッと射すように、外に向けて輝きだすのです。

先日、ある本を読んでいたら、

「ゲーテは『天才とは、普通の人が一度しか味わえない青春を、何度も経験できる人のことだ』といっている」

という文章に出会いました。「若さ」というものを、この言葉は、如実《にょじつ》に言い表していると思います。青春を味わうとは、まさに心が深い感動に包まれることです。それは何ものかが、心の奥深い琴線に触れたため、そこから熱いものがふつふつと湧き上がってくることを指します。

感動とは、内なる本当の心に気づかせてくれるものです。しかし、それは一瞬のものです。ところが、人はその感動をもっと味わおうとして、妄想の心で動いてしまうのです。

ここに理性というもの、つまり考えることの意義があるのです。

## 2 脳はこうして発達する

### ☆考えること、恐れること

ご存じのように、サル（類人猿）も、ものを理解し、記憶し、ある場合には、そのことに喜びや悲しみを感ずることができます。しかし人間のように、抽象的な理解の仕方、論理の積み重ねなどはできないといわれます。

例えば、動物は敵に出会ったら、その場所を覚えていて、次にそこへ行くのを避けるようにします。下等動物では、条件反射やいわゆる条件づけで、このような行為は説明できます。

しかし人間は、自分の安全のために、あれこれと考え、工夫し、危険を避けようとします。それは単なる反射行為ではなく、何らかの思考過程を通して行います。何回か、雨の後に洪水を経験すれば、雨と洪水、さらに水の流れ方、そしてその被害の避け方を、考えるようになるのです。そして仲間で議論し、対策を講ずるようになります。つまり、遠い将来のことや遠くに存在するもののことを、考えることができるのです。

しかし、このように「考える」力をもつことは、同時に不安や恐怖を考えだす能力をもったのと同じことです。例えば、夜の暗闇に一人で居なくてはならない恐れ、いつ外敵に襲われるか分からない不安、さらに、自分が病気になったり、老化したり、死んだりすることを考え、死を恐怖し、未来を心配する……というようなことは、動物はしないのです。

人類が〝考えだした〟時、「心」は、新しい方向に進化の分岐点を迎えたと思われます。不安であるにもかかわらず、考える種族になるのか、本能のままに行くか……の二つです。脳が、ものを考えはじめた時、考えることで不安になるため、すぐに考えることをやめた種がいたのかも知れません。

また、考えて不安になっても、何とか生存を続けることができた人種も、やはりいたと思います。それは、考えぬくことで、色々な道具や生活法を編《あ》みだし、より効率的に餌や食糧を集め、子孫を増やすことができたからです。

## ☆考える種族と脳の進化

このように、人類は〝考える〟方向に進みました。その時、人類はさらなる選択肢をもちました。それは次の二つの種族です。

言葉によって、心の不安が消えるような仕組みへと発展・進化して行った種族と、ただ考えるだけで、不安に対して処置法をもたない種族です。

今から五〇〇万年ほど前に、アフリカに現れた私たちの祖先は、身体が小さく、食糧の獲得も不充分で、ケガや病気を治す方法も知りませんでした。

従って、不安や恐怖の材料だらけだったと思います。となると、考えをめぐらすうちに不安になった時、言葉によって不安を解消する術を知っていた種族は、当然、そうでない種族より、生存に有利だったに違いありません。

例えば、危険な狩猟に出掛けたり、他種族に襲われて闘わなければならなくなった若者を考えてみましょう。彼が、不安や恐怖から逃れる方法はあるのでしょうか。それはまず、なるべく不安を引き起こすことを〝考えない〟ことなのです。

しかし闘いにおいては、作戦・武器の利用・用兵の配置などを、絶え間なく考えなくては勝てません。つまり何も考えないようでは駄目なのです。そうすると、どうしても考える人間でなくては困ります。

このような時、不安や恐怖を抱かないで〝考えることができた若者〟は、勇敢に闘い、勝利することができたと思われます。このような若者は、英雄として集落に迎えられ、尊敬を集めます。

これに対して、恐怖心から闘いに怯《おび》え、逃げ回るような青年は、その反対だったと思われます。心から恐怖と不安を取り除き、希望や勇気を吹き込むことができるような〝脳の持ち主〟が、成功者となったのです。そしてその方法として、言葉で心に力を与えることが考えだされたのです。

人類の黎明の頃、脳が考える力をもった時、同時に言葉の力を用いることで、心を刺激するような仕組みが、新たに脳に組み込まれたのです。

☆心を刺激する言葉を

性格・経験などが人によって異なるように、脳も人によって異なります。

ちょうど音楽が好きな人、絵画を好む人、演劇が好きな人……とそれぞれにファンがいるように、心が刺激される対象は、人により異なります。同じように、刺激され、励まされる言葉も、人によって少しずつ異なるのです。

誰にでも、自分にもっとも励ましとなる言葉があるはずです。

ジョセフ・マーフィー牧師をはじめ、ニューソート思想の指導者たちは、

「良いことを思えば、良いことがくる。いつも『私は運がいい』とだけ唱えていなさい」

と言いました。最近、ヨーロッパで新しい企業を起こし、大成功をおさめた人の話が、「ニューズウィーク」誌に載《の》りました。彼は、

「自分はいつもビッグな人間だと思っている」

と言っています。何でもない言葉のようですが、力が得られる言葉かも知れません。

どんな言葉でもよいのです。心を揺さぶる言葉を見つけて、いつも言葉によって、心を刺激することです。つねにその言葉を繰り返すのです。山岡鉄舟は、

「公案は、石けんのようなものだ。それで妄想が洗いながされる」

と言っています。

よい言葉を使いましょう。そして言霊《ことたま》の力で、不安・恐怖を追い払い、希望・夢・勇気を育《はぐく》むことです。

## ☆意外！　タンパクの重要性

身体と脳の健康にとって、食事が大切なことは言うまでもありません。食物については、現在も、じつに多くの誤解があるようです。ここでは、心の力と脳力を高める食物について、考えてみたいと思います。

第一は、タンパクの必要性です。

私たちの脳の活力にとって、セロトニンが重要だと述べました。セロトニンは、タンパクの中にあるアミノ酸、トリプトファンからできます。

前述のように、もしトリプトファンが少ないと、セロトニンが脳に足りなくなり、各種の障害が起こります。前述のように、まず不眠です。トリプトファンは不眠の薬でした。次に、ウツ状態です。セロトニンの量を高める薬は、ウツ病の治療薬として盛んに用いられます。さらに最近では、性格や幼児体験の問題のように考えられていた「内気」「快感のなさ」「無気力」「自信喪失」なども、セロトニンの量を高める薬で、快《よ》くなることが知られています。

ちなみに、前述の肥満は、デンプンなど炭水化物の取り過ぎによって起こることが多いのです。また、脂肪の取り過ぎも、肥満を引き起こします。

しかし、良質で脂肪を含まないタンパクは、脳力アップには欠かせません。

最近〝奇跡の薬〟として話題のメラトニンも、セロトニンからできてきます。メラトニンは、不眠の薬のみでなく、免疫の力を高め、抗酸化物質として、活性酸素の働きを抑制します。つまり、老化の原因である、細胞内の物質や細胞膜の酸化を防ぎます。

このように考えると、メラトニンを増やすトリプトファンを含む、タンパクの摂取は、脳力アップに必須だと見ることができます。

### ☆糖分の重要性

次にブドウ糖です。

私たちの脳は、栄養素としてブドウ糖以外のものを使うことができません。

ところで、ブドウ糖をもっとも効果的に摂取できる方法は、砂糖として摂《と》ることです。砂糖は、ブドウ糖と果糖が結合したものです。砂糖水を飲むと、すぐ胃から腸へ行き、吸収されます。そのため、緊急にブドウ糖を必要とする時は、飴《あめ》をしゃぶります。

糖尿病の患者は、インスリンを注射します。しかしインスリンが多い場合、インスリンを取った後で、運動をしたりした場合に、血糖は下がります。

血糖が二〇パーセントまで下がると、脳に入るブドウ糖の量は、急に低下します。このため患者は意識を失い、昏睡《こんすい》状態になるのです。昔から医学部では、「高血糖で死ぬ人はいないが、低血糖になると死ぬから注意せよ」と教えていました。そのような時は、とにかく早く血糖を高める必要があります。そのために甘い飴を食べさせる必要があるのです。

脳は、体重の二パーセントしかないのに、エネルギーの二〇パーセントを使っていますが、その栄養は全てブドウ糖からきます。

肝臓などでは、グリコーゲンからブドウ糖ができます。このため、緊急時にはグリコーゲンを分解して、ブドウ糖を作ります。ところが、脳には貯蔵庫のグリコーゲンがほとんどありません。つまり、脳はいつもその場でブドウ糖を血液から摂らねばならないのです。まさに脳は、「その日暮らし」というより「その時暮らし」なのです。

脳は、一日に五〇〇カロリーを消費しますが、ブドウ糖は、一グラムが四カロリーですから、一日に一二五グラムのブドウ糖が必要になります。砂糖は、重量（分子量）が約二倍ですから、砂糖でまかなうなら、二五〇グラムの砂糖が必要となります。

ところで、ブドウ糖は、米などのデンプンが分解してできます。私たちが米やパンを食べると、腸内でこれが分解してマルトースなどになり、それが吸収され、さらにブドウ糖になって、肝臓やその他の臓器に送られます。つまり何を食べても、最後はブドウ糖になるのです。

砂糖も同じで、腸内で吸収され、腸管細胞内でブドウ糖に分解され、血液で肝臓やその他の臓器に運ばれます。身体の中では、米やせんべい、スパゲッティからできたブドウ糖と、砂糖からできたブドウ糖に区別はありません。したがって　人はとにかく、何かでブドウ糖を摂《と》らねばならないのです。

☆「おやつ」の意味論――甘いものは悪役か

最近、砂糖は肥満の元凶として、悪役にされています。

しかし、砂糖だから肥満になって、米やスパゲッティなら肥満にならない、ということはないのです。実際に「甘いもの」というのは美味しいので、つい食べ過ぎるという人もいますが、私たちの満腹中枢は、血中のブドウ糖が高まると刺激され、お腹が一杯になると感ずるのです。

従って、余分に食べ過ぎることを注意するなら、甘いものを食べるのは、身体や脳が要求していることだと考えられるのです。

特に老人は、ブドウ糖の貯蔵も少ないし、消化吸収の力も落ちているので、脳がブドウ糖不足になりやすいのです。その結果、ボケも誘発しやすいわけです。

また発育期の子供は、脳の大きさが身体に比べて大きいのです。生後六カ月までは、脳は体重の一六パーセントを占め、幼児期の脳の比率は大です。これに較べ胃腸は大きくない上に、肝臓のグリコーゲン貯蔵量も少ないので、一日三回の食事では、脳のブドウ糖補給は充分ではないのです。そのために、三時のおやつは必要なのです。また、勉強して夜起きている子供には、夜食に甘いものが必要なわけです。

日本で、甘いものが悪者扱いされる理由に、一種の精神主義があります。つまり、甘いものは快楽と結びつけられ、甘いものを好む人間は、精神的に弱い人だと考えられていることも原因の一つです。

しかし、私たちの脳の発育期に、快感を感ずる辺縁系が刺激されないと、精神的・性格的に不安定な人間になることが知られています。つまり、気持ちがよいとか、楽しいという気持ちを育てることは、心の発達にとって、非常に大切なことです。

美味しいものを食べることで得られる満足感・安心感は、気持ちを豊かにする上で、もっとも大切なことの一つだと思います。

## ☆抗酸化物質

第三には、抗酸化物質の摂取です。ビタミンC、Eやベータカロチンは、活性酸素の作用に拮抗し、生体の老化を抑えます。これらは、緑黄色野菜に多く含まれています。そのため緑黄色野菜、果物を多く食べる国民には、ガンや心臓病が少ないことが知られています。それで緑黄野菜の成分を調べてみると、ビタミンC、Eやベータカロチンだったのです。

すると今度は、ベータカロチンなどを精製し、これを健康剤として摂取させようという会社も出てきました。ところが、ベータカロチンだけを摂っても、ガンや心臓病が減ることはなく、ベータカロチンを摂っている人に、ガンが増えるケースさえある、という報告も現れました。つまり、抗酸化物質の一つだけを、大量に摂っても、必ずしも健康に良いとはいえないのです。

自然界の食物は、よくできているもので、まだよく知られていないさまざまな物質を含んでおり、そのような物質との共存で、ビタミンCやE、ベータカロチンも効果を示すのです。

このように考えると、自然界に存在する食べ物は、長い年月に亘って人間と共存してきたものである、ということが理解されます。つまり、自然界も私たちも、お互いに良い影響を与え合うように、変化してきたのです。

このことを知って、できるだけ身体にも脳にも、心にもよい食べ物を、かたよらずに選んで食べることが肝心です。

# ③脳力科学による子育て

☆脳の進化——大脳基底核・辺縁系・新皮質

最近、学校における「いじめ」の問題は、深刻化の一途を辿《たど》っています。

文部省の調査では、高校までの生徒の五〇パーセント以上が、いじめたか、いじめられた経験がある、または、いじめを身近に見たと答えています。

「いじめは昔からあった」という人もいますが、いじめでこれほど子供が自殺するようなことはありませんでした。ですが〝昔からあった〟という意見も、間違いではありません。

じつは、私たちの脳には、「いじめの仕組み」が組み込まれているのです。

私たちの脳は、三つの脳から構成されます。脳の一番奥には「爬虫類《はちゅうるい》の脳」があります。その周りには、「辺縁系」という、哺乳類になって発達した脳があります。そして最外層に

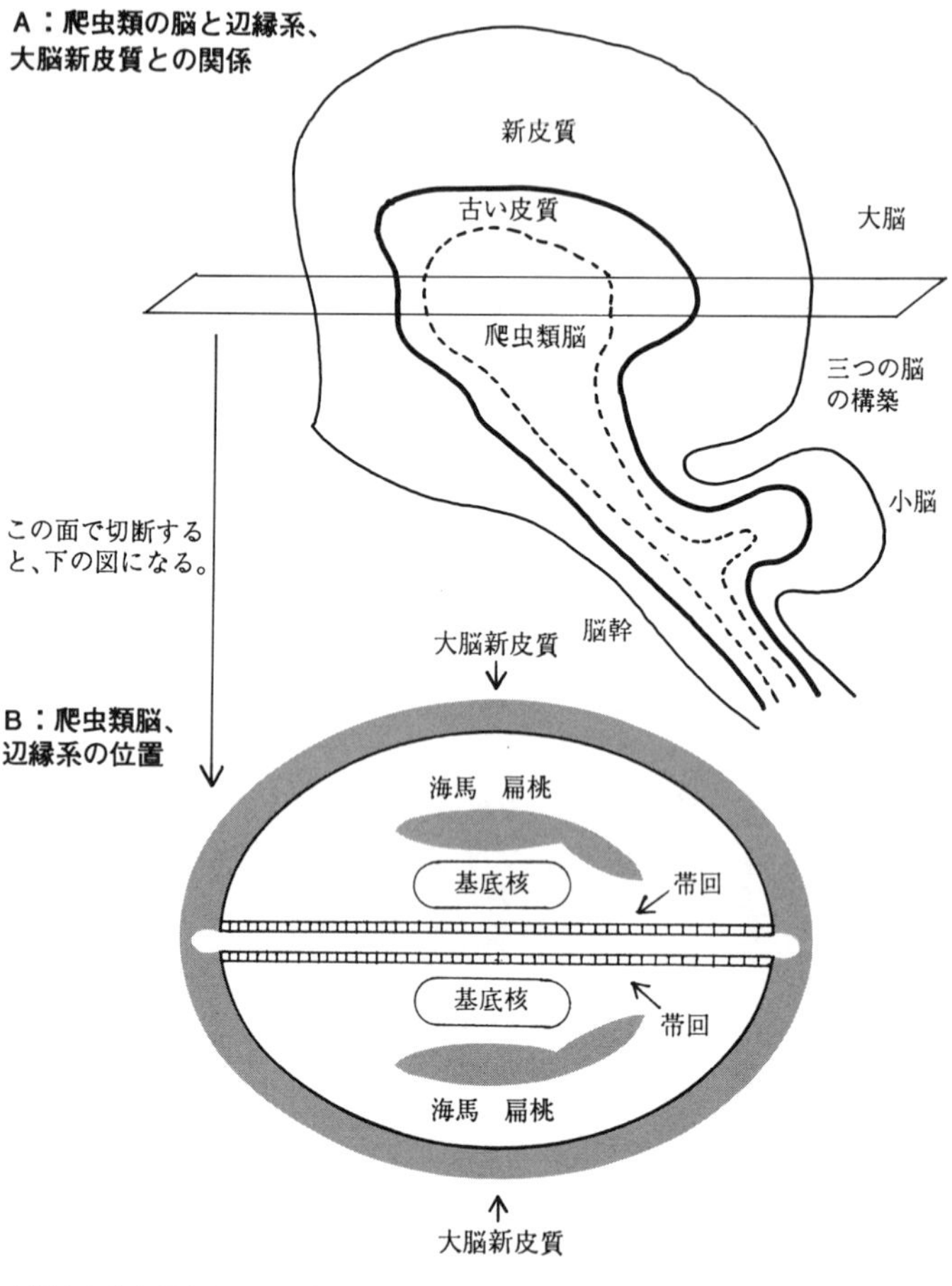


大脳を上から見たところ、大脳基底核を辺縁系（海馬・扁桃・帯回）が取り囲んでいる。さらにそれを大脳新皮質が取り囲んでいる。

図4－1

高等動物、特に霊長類になって発達した脳である「新皮質」が取り巻いています。

このような組立てを見いだしたのは、米国の国立精神衛生研究所のポール・マクリーン博士です。彼は、爬虫類などの下等な脊椎動物から、サルなどの高等哺乳類に到るまでの、多くの動物種の脳を比較し、そこにある原則を見いだしました。

それは、動物が高等になると、次第に脳は発達してゆくが、その仕組みは古い脳の上に、新しい脳を付け加えることによって成される、ということです。

爬虫類では、「大脳基底核」がその脳のほとんどを占め、それを覆う大脳皮質はありません。これを爬虫類脳、または爬虫類の英語（reptile）のRを取って、「R複合体」と名づけます。

下等な哺乳類になると、現在では「辺縁系」と呼ばれる古い皮質（哺乳類脳）が発達してきて、大脳基底核を覆うようになります。

人間では、新しい皮質＝新皮質が、非常に発達してくるので、爬虫類脳や古い皮質は、内側に（それこそ辺縁に）押し遣られてしまいました。この辺の構造を詳しく説明するのは、大変なので、図4―1を参照してください。

### ☆脳の「いじめ」の仕組み

さて大脳基底核は、爬虫類では、脅《おど》し（示威《じい》）、縄張り、闘争などの本能的な自己保存行動を起こす脳なのです。ヘビやトカゲは、まず侵入者があると、首をもたげて探ります。そして今度は、独特の声をだしたり、頭を激しく動かしたりして脅かします。さらに相手が動かないと、そちらに近づいて、相手を脅かそうとします。これは相手が逃げ出すまで続きます。

この本能によって、爬虫類は自分の縄張りを守り、生存を保証しようとするのです。この本能は、動物が次第に高等になると、それを覆うような新しい脳の支配を受けて、侵入者が自分の味方かどうか、メスかオスか、自分の子供かどうか、攻撃すべきかどうか……などを判断し、それに従って、行動のパターンを決めるようになります。

この新しい脳は、辺縁系と呼ばれ、哺乳類で発達します。ネズミなどでは、すでに充分発達しており、記憶の「海馬」、快感や恐怖の「扁桃」、快感の「側座核」などが存在します。そして、侵入者があった時に、攻撃すべきものなのか、逃げた方が安全なのか、またある行為が快感をもたらすのか、不快につながるのか……を判断し、生存と種の維持を図るのです。

しかし、この脳も本能的過ぎます。判断が〈好・嫌〉だけ、または〈快・不快〉のみによっており、例えば、生存のために、多少不快なことでも我慢して、リーダーまたはボスに従おう、というような決定ができません。そのような高度の判断が、大脳新皮質でなされるのです。

ところが哺乳類は、頭蓋骨がそれほど大きくはなれないので、辺縁系の皮質は、次第に脳の奥の方に追い遣られてきたのです。そして高等動物、特に人間では、辺縁系の情動と、基底核（恐らく人間では脳幹）の示威行動を、環境・立場・状況などで、適度にコントロールして、集団行動や家族生活ができるようになっているのです。

しかし、この三つの脳は、上位の脳の支配を受けてはいますが、そのコントロールは完全ではありません。例えば、絶対に悪いと解っていても、激情にかられて殺人を犯す……という例はその典型です。また、上司などに服従することなしに、会社員として成立しないのに、上司を嫌うあまり、喧嘩して辞表を提出する……という行為もその一つです。この問題は、最近ＥＱと呼ばれ、話題になっていますが、いわば「頭で解っていても、やめられない」ということです。

しかしもっと問題なのは、爬虫類の脳のコントロールです。

☆示威行動の脳

例えば、サルなどでは、侵入者があると、まずボスが、その侵入者がオスかメスかを調べます。そして一般に、メスザルには攻撃を仕掛けません。

しかしオスの場合には、まず示威《じい》行動をおこします。うなったり、奇声をあげたり、飛び上がるような行動をして相手を威嚇《いかく》します。またこの時にオスなら、性器（ペニス）を露出して、優位を示そうとするのです。クマなどは、メスを争う時には、盛んに立って排尿します。またオス同士の闘いに勝った場合には、勝った方は、立ち上がって長々と放尿する光景が、よくテレビで紹介されます。

サルやクマなどは、闘争や支配が、生存の重要な行為ですから、いわゆる理性などは働きません。ただ勝つか負けるかです。そしてそのためには、自分の取り得る全ての行為を、本能的に行うようになっているのです。

じじつ動物は、そのように本能のままに闘い、勝利してきたのです。従って、彼らの生存のためには、その本能に従うのが、もっともよいのです。効率よく闘い、脅かし、優位を保つことができるのです。

闘いの際に、あれこれ考えたり、悩んだりすれば、ものごとが却ってうまく行かず、負けにつながることは、私たちも日頃よく経験することです。つまり、勝つか負けるかなどは、本能の判断に任《まか》せておけば、ものごとはもっともうまく行くのです。

このため、下等な動物は、爬虫類脳や辺縁系が、脳の大部分を占め、理性脳はあまり発達していないのです。

では人間ではどうか。

ヒトの場合、大脳基底核は、微妙な運動を調節する組織になっています。有名なパーキンソン病は、線状体の伝達物質であるドーパミンの欠如で起きます。またハンチントンの舞踏病といわれる、身体をくねらせて、踊るような動作を続ける病気は、大脳基底核の異常によります。

しかし、この組織が、ヒトでも示威や縄張りに関係するかどうかは、知られていません。ただ、ハンチントン病では、発症前に性欲がとても亢進《こうしん》し、暴行事件・不倫などをよく引き起こし、思ってもいなかった人に、異常の遺伝子が遺伝して行く、つまり不倫の結果の子供が病気をもつことがあり、よく問題になっています。おそらく人間では、基底核と脳幹の相互に、爬虫類の脳が押し込まれているのだと思います。

## ☆理性脳と本能脳の闘い

では、人間では、三つの脳の関係はどうでしょう。

まず、理性脳が発達し過ぎていると、感情を表したり、喜びや悲しみを感じたり、表現したりすることがうまく行かなくなります。いわゆる「冷たい人」になってしまいます。

一方、理性脳が弱いと、感情や欲望を抑えることができない、子供っぽい、だらしない大人になります。一般に「前頭葉」は、理性の宿るところといわれ、夢・希望・計画など、高度の脳の機能を司っているといわれます。そして、辺縁系や爬虫類の脳に〝抑制性に〟働いて、情動・本能をコントロールしています。

ところが、この抑制が強すぎると、強度のウツ病になることが知られています。前頭葉から辺縁系への経路は、図4―1に示す「帯回」を通っています。そこで、前頭葉と辺縁系をつなぐ神経を少し切断すると、今までいかなる治療にも応じなかったウツ病がよくなることがあります。

このように、理性脳と本能脳は、微妙なバランスの上で、相互に関係し合っています。どちらが強すぎても、また弱すぎてもいけないのです。また普通の人でも、理性脳が薬やアルコールで麻痺したり、老化でその機能が弱くなったりすると、本能脳が勝手に活動をはじめます。

お酒を飲むと、いつもおとなしく、気が弱いと見られていた人が、まるで人間が変わったように騒ぎだし、喧嘩を売ったり、カランだりすることはよくあります。これなどは良い例です。面白いのは、酒を飲んだりすると、すぐ裸になり、パンツを脱いで踊りだす連中がいますが、これもじつは示威行動です。

こんなことをする人たちは、決して一人で仕事をする人たちでなく、いわゆる軍団を組織している一員です。よく「たけし軍団」の面々がその例だと言う人がいます。彼らが、自分たちの団結と力を示そうとするのは、本能脳（もっといえば、爬虫類脳）の命令によるためかも知れません。

「たけし軍団」のテレビを見ますと、自分の肉体を苦しめ、また相手を殴って、痛い思いをさせて、観客を喜ばせるシーンがよく出てきます。このような行為も、じつはみずからの肉体の誇示、強さの示威、お前たちとは違うのだという仲間意識・縄張り意識……などの典型だと思われます。

また年を取ると、理性脳は老化します。すると、感情を抑えられなくなるので、何かあるとすぐに泣いたり、怒ったり、憎んだりするようになります。また、年を取ると、自分の所有物・地位・業績などに固執《こしつ》するあまり、他人を見ると、「アイツは、自分の地位や仕事を奪おうとしている奴だ」などと考えるのも、この理由によります。特に自分より若い者を、次々と叩き、成功や昇進のラインから外させたりする行為もよく見かけます。

大会社で永く社長・会長をしていた人、学会のボスなどは、口では「若い人を育てなくては」と言っているのですが、自分のすぐ近くまで登ってきた有望な人には、徹底的に対抗し、その成功を妨げようとするものです。

この人たちのいう〝若い人〟とは、本当に若く、まだ力のない人たちのことなのです。あるレベルにまできた若い人は、自分を追い落とし、自分の後を狙っている人間のように思えるものです。つまり、自分を守り、他人を叩こうとする本能が、理性の抑制から解き放され、勝手に働きだしたわけです。

### ☆形を変えた「いじめ」

じつは、これは子供の「いじめ」と同じことです。

子供も、本能脳を理性で抑えられないから、縄張りを守り、それを犯すものをやっつけるか、もし自分より強ければ服従する、という行為を取るのです。

ニワトリなどは、これが徹底していて、鶏小屋に入れられた新参者は、徹底的にいじめられ、羽根などは食いちぎられ、丸裸にされることもよくあります。また、集団に序列ができ、上の順位のものから順番に、下の順位のものをつっ突きます。これらはすべて、爬虫類脳のなす術です。

しかしこれは、いかに子供のいじめと似ていることでしょう。さらによく観察すると、年を取った成功者の行動ともよく似ています。

最近、話題になったＨＩＶ訴訟問題で、上司の委員長が部下に、

「言うことを聞かなければ、君の将来はない！」

などと脅し、これがテープに残っていて、医学会の封建的な体質が話題になりました。確かに、このようなことは医学の世界にはありがちですが、政界、財界、芸能界、さらに文芸の世界でもよくあることです。ある企業のオーナー社長もワンマンで傲慢《ごうまん》だという噂《うわさ》をよく耳にします。

またこれも有名な話ですが、川端康成氏に睨《にら》まれ、あらゆる出版社から注文がこなくなり、作家生命が断たれた人もいます。

このようなことは、形を変えた「いじめ」「縄張り争い」なのです。つまり、自分の力を評価しない人、尊敬しない人をやっつける……なぜなら、これらの人たちは、自分に与え

られた尊敬・偉大さという〝精神的縄張り〟を、せばめようとしている、不都合な人たちなのですから。

また、自分の近くにいる有能な人物は、自分の地位・名声・業績を横取りしてしまおうとする〝物質的縄張り〟の侵犯者であるからです。

人間は、年を取ると幼児化する場合があるといわれますが、幼児化するだけでなく、先祖の脳の行動に帰る場合があります。さらに言えば、本能だけに従って生きていた動物の行動に帰るわけです。

しかし、前の章末で述べましたが、年を取ると必ずしも「わがまま」になる人ばかりではありません。理想的な老いの迎え方があるわけです。成熟した老人像には、そのような「いじめ」はなく、すべてを達観した静けさもあるのです。

## ☆先祖帰りとその克服

もちろん、生理学的には、先祖の脳には本能を抑える仕組みはなく、動物たちは、本能・欲望・感情のままに生きていることになります。これにしても、もともと脳がそのような造りになっているから、そこに帰るので、もし昔の脳が残っていなければ、帰る場所もないわけです。

確かに、私たちの脳の奥には、「いじめ」の脳が残っています。これが理性によって処理され、コントロールされるのなら問題ないのですが、それがうまくゆかないと、「いじめる」か「いじめられる」かの選択になります。

よく学校の先生が、「いじめに耐えることも必要だ」と言いますが、いじめはもっとも〝原始的な脳の活動〟ですから、これを野放しにしたり、いじめに耐えたりすることが、正しい心の成長をもたらす……という道理はないと思います。

ところで、観点を変えると〝いじめられる〟のも、また本能の表われです。だからこそ、〝いじめる人〟と〝いじめられる人〟が、いつも同じでなく、ある時は、いじめる側の子供だったのが、別の時には、いじめられる側の子供になったりするわけです。

「本能脳」には、敵を脅《おびや》かすか、脅かされるか……という本能がありますが、これは、同じ本能の〝裏表〟なのです。だから、脅かすという本能は、別の時には、脅かされて逃げたり、支配下に入ったりするという本能でもあるのです。

このように考えると、いじめは、単に道徳教育が足りないとか、社会がおかしいと叫ぶだけでは解決されないようです。これもやはり脳力の見地から、充分論議すべきテーマであったのです。

結局、子供を取り巻く環境というのが、子供の「本能と理性のバランス」を崩すような働きをするところに、どうやら問題がありそうです。

## ☆「いじめ」を冒す爬虫類脳への対応

いじめは、脳に組み込まれたシステムによるものだと述べました。

しかし、精神主義を尊ぶ日本の教育では、

「いじめに耐えられなくてどうするか。社会に出たら、いじめのような苦しみは、日常茶飯事だぞ」

と言って、いじめを肯定（或いは、容認）する教師や親がいることも事実です。もちろん、苦しみに耐える忍耐を養うのは重要なことです。また、実際に、社会での辛酸《しんさん》、競争、シゴキ、社内や顧客のいじめ……などに耐えられなければ、社会人として落伍《らくご》するわけですから、若い時からその現実を体験することは、むしろ教育上、役に立つことだと考える人もいます。

ところが、社会での苦労やそれに耐える忍耐は、どちらかといえばスポーツ訓練のようなものです。「苦しみ」そのものに、「目的」や「意味」を見いだすことができるからです。

つまり、この場合、苦しみを課する方にも、何らかの考えや意図があったりしますし、苦しみを受ける方にも、何かを達成したいという情熱や理想があったりします。

このように、社会においては、理性脳と辺縁系（情動脳）の指示でやっていることが多いのです。従って、このような苦しみに耐えることは、理性脳を満足させ、情動脳を鍛え、苦しみに耐えた後の満足感が得られる……というような結果を生みます。

スポーツの練習を考えてみましょう。猛訓練は苦しくとも、その結果、全国大会に出場できたり、そこで優勝したりすれば、その喜びは苦しみを凌《しの》いであまりあるものとなるでしょう。また、本人にもそのことを言い聞かせて説明し、頑張らせ、本人の理性脳を満足させることができます。

また、勉強や技能の習得でも、同じことがいえます。なかなか技術が向上せず、指導者に怒られても、本人が、その技術の獲得で得られる収入・地位・生活のことを理解できるならば、その苦しみに耐えられるのです。そして学校の教育は、そのような理解のもとで、鍛練《たんれん》することが大事なのです。

或いは、野球のポジション争いも、一見縄張《なわば》り争いの本能のように見えますし、実際その本能によって、行動が支配されることがないとは言えません。ですが、やはりチームの勝利・栄光のためには、自分より上手な選手が、試合に出るのは仕方がない、と理解させることは可能です。

しかし、爬虫類の脳は、理屈も何もないのです。自分の領域に侵入してくれれば許せない。自分たちと似ていなければ攻撃する。このような本能を、野放しにしているわけですから、教育上良いとは思えません。またそのような、意味のないいじめ、爬虫類脳の仕業からくる攻撃を受けた場合、受けた方も、その理由がつかめず、絶望的にならざるを得ません。

これが、現在の教育における、「いじめ」についての誤解です。

「いや、社会でも『刃傷沙汰《にんじょうざた》』というのがあり、理性ではなかなか解決できない問題も多い。だからこそ、これだけ毎日、事件が起きているじゃないか」

という意見もあるでしょう。

しかし、たとえ社会に出て、爬虫類脳によるいじめ、威嚇《いかく》、脅《おど》しを仕掛けてくる人がいたとしても、理性脳・情動脳の訓練、忍耐の養成で、それらも充分対応できるのです。少なくとも義務教育は、そのような所を目指さなくてはならないのです。この章で、私が一番述べたかったのは、このことです。

☆親子関係の重要性

さて三つの脳の「協調ある発達」にとって、もっとも重要なのは、親との触れ合いだといわれます。その例を、サルの実験で見てみましょう。

米国のウィスコンシン大学・霊長類研究所のハーロウ夫妻は、サルの育児とその後の成長との関係を、長い間調べています。夫妻はまず、生まれたばかりのサルを三つの群に分けました。

第一のグループは、普通に母親や仲間と生活させて育てました。

第二のグループは、世話をする飼育係には会えますが、仲間には全く会えないようにしました。つまり部分的隔離《かくり》です。

第三のグループは、全く人にも仲間にも会えないようにしました。つまり完全隔離です。このような隔離は、六カ月間も続けられました。この期間は、人間では二年に当たります。

その結果、完全に隔離されたサルは、色々な組合せの形から、他と違う形のものを選ぶというような、難しい問題を解決する能力が、非常に遅れました。さらに成長すると、母親から離されて育った子供は、著しい社交性の欠如を示します。

部分隔離の子供は、部屋の中で異様な動きをします。頭を前後に絶え間なく動かします。また孤独な子供がやるように、親指を吸う行為を繰り返します。また自分の手や脚に噛みついたり、ひっかいたりします。

このサルを、他のサルと同じケージに入れておくと、恐怖心を抱いたり、攻撃的になったりするのです。しかし次第に、仲間とやって行けるようになるサルもいますが、何か状況に変化がある時は、このようなサルは昔の行動に戻ってしまいます。

例えば、新しいサルが同じ部屋に入ってくると、彼らは恐怖心から、隅に隠れて出てこなくなったり、極端に攻撃的になったりします。

一方、完全に隔離して育てられたサルは、もっと異常になります。このサルは、決して他のサルと交わったり、仲間になったりできません。また子ザルにでも、大人のサルにでも、無差別に攻撃をしかけます。

メスは、大人になっても性に興味を示しません。人工受精で妊娠させると、産んだ赤ちゃんに興味を示さないばかりか、攻撃して、時に殺したりします。

さらに、隔離で育てられたサルが、後に一見正常になったとしても、何かのキッカケで、急に凶暴になることはすでに述べました。これが薬の場合もあるのです。例えば、覚醒剤を注射すると、隔離で育てられたサルは、急に凶暴になり、周囲のサルを殺したりします。

このことは、人間の大人が、覚醒剤によって犯罪を犯したり、ほんの小さなことで、感情を制御できずに、犯罪を犯したりする場合とよく似ています。つまり、子供の頃の〝親子関係〟に、歪《ゆが》みがあるということです。

## ☆触れ合い

前述のように、行動や感情を支配する脳内物質に、セロトニンがあり、これが注目されています。セロトニンが少なくなると、人はウツ状態になりますが、或る場合には、急に凶暴になります。つまり、ウツと凶暴は裏表なのです。

そしてもう一つ、ストレス・ホルモンである副腎皮質ホルモンが、脳内に多くなると、セロトニンが減るか、セロトニンと結合する受容体の数が減ることも、既に述べました。ところで、子供を育てる時に、子供を抱いて揺り動かしたり、「高い、高い」といって持ち上げたりすると、子供は「キャッ！ キャッ！」といって喜びます。

つまり子供は、成長の過程で、揺り動かされることが必要なのです。例えば、発育時の子供が、脚の骨を折ったりして、ベッドに長く固定されると、その後の性格に変化が起こるといわれます。

現在では、感情の中枢である辺縁系と、運動の中枢である小脳、爬虫類脳である大脳基底核の三つの間には関連があり、その〝きずな〟を強くすることで、安定した精神状態の子供が育つといわれます。

ある実験の話です。

生まれたばかりの子ネズミを、一方ではゆすって育て、もう一方では、ゆすらずに（ジッとさせて）育てると、ゆすって育てられたネズミは、脳内でストレス・ホルモンの受容体が増え、ストレスに適応できるようになるのです。また、セロトニンの量も多くなるのです。

といっても、すべては匙加減《さじかげん》が問題となりますから、抱き癖《だぐせ》をつけることは、むしろ逆効果で、勧めたくはないのですが、ともかく、スキンシップというのが、いかに効果があるかということは、お分かり頂けたかと思います。

## ☆脳内の活性化の減少

「いじめる側」と「いじめられる側」の関係は、前述した通りです。

ネズミやサルのような動物を、子供ではなく、少し大きく成長して、お互いに闘争を経験して生存してきたもの同士一緒にすると、闘争に慣れた大きな方は、必ず小さな動物を追い回していじめます。

そこでしばらくして、今度は、追いかけられた方を、もっと小さな動物といっしょにすると、逆に今まで追いかけられ、いじめられていた方が、小さな動物を追いかけ、いじめるのです。ところがそこへ、もっと大きな動物を入れると、このいじめっ子は、急におとなしくなり、隅の方に逃げるのです。

また、ストレス・ホルモンを脳内に埋め込まれた動物は、自分より小さな動物をいじめ、自分より大きな動物にはすぐ服従します。このような動物に、脳内のセロトニンを増やすプロザックという物質（前述）や、セロトニンを分泌させるフェンフラミン（これも肥満の薬だと前述）を注射すると、動物のいじめや逃避はなくなりました。このことは、いじめる方も、いじめられる方も、脳内の活性化が少ないのです。

つまり、セロトニンのような脳内物質が少ないために、人間の場合には、「いじめ」などが生まれることになるのです。なぜそうなったかというと、どうやら幼児体験などの異常事態に原因があるようです。つけ加えますが、セロトニンは、大脳基底核を支配する神経伝達物質でもあるのです。

これまでの理論を集約して考えると、「いじめ」というのは、本当は〝陰気なことを考える人〟がやる行為だったことが判るのです。いじめたり、脅かしたりする人は、本当は〝気が小さい人だ〟とよく言われますが、これはどうやら本当のようです。

陰気なことを考える人は、凶暴になりやすいし、凶暴な人は、一人の時はほんらい陰気なのです。

こう考えると、陰気な子供に育てることの罪は、大きいと言わなければなりません。

前述のように、爬虫類の脳を活性化することは、少しも忍耐・努力・鍛練などとは関係ないのです。このような経験をすることは、将来の人間性を考える上で、何の役にも立たないことを理解すべきです。

## ☆明るい心の子育て

結論に入りましょう。心を明るく、積極的に保てば、いじめから逃れることができます。結局、子供のいじめを治すには、脳力が必要です。子供たちは、明るい考え方を学ぶ必要があるのです。それには、学校内の教育だけでは不充分です。学校の教育は、脳力の一部を育てるだけです。

まず、家庭の教育です。親子の触れ合いです。

心は、お互いに深い所でつながっていますから、まず、親の方が明るい考え方をしないで、どうして子供が明るくなるでしょうか。私たちのほんらいの心は、明るい言葉で呼びかけられることを望んでいるのです。自分の心だけが、そのような言葉、そのような思いを求めているのではありません。人はみな求めているのです。ましてや自分の子供ならなおさらです。

また、自分の心も他人の心もつながっているのなら、まず自分の心を変えれば、他人の心も変わるのです。まして家族の心は、自然に変わります。

今までは、自分の心を変えないでいて、子供の心を変えてやろうとしていたのです。それがいけなかったのです。そんなことはできるはずがありません。子供は、無意識のうちに、つながっている相手の心の状態を察知しているのです。

このように考えると、子育てとは「自分育て」「夫婦育て」であることが解ってきます。自分を信ずれば、心の奥の通路を通って、相手の心は信じられたと感ずるのです。

自分を大切にし、自分は駄目だなどと思わなければ、他人の心はそれを、

「あなたは大切だ、あなたはすばらしいのだ」

と聞くのです。そのような声を嫌う子供がいるでしょうか。結局、親が自分は駄目だと思っていたことが、子供を「いじめ」に走らせていたのです。

ですから、親はまず自分の心を、明るく積極的な方向へと転換することです。そして、「ほめる教育」を実践することです。ほめることで、子供の内に眠っている、すばらしい可能性が目覚め、すばらしい人間性が形成されてくるからです。

すばらしい宗教の導師たちが教えているように、「人間は、神の子」なのですから。

# エピローグ　希望の脳科学

## ☆失われゆく脳細胞

健康と長寿を考えるとき、私たちの気持ちをもっとも暗澹《あんたん》とさせるのは、

「年をとったら、人はどんどんボケていく」

「脳細胞の数はどんどん減っていく」

という医学常識です。

じじつ三十歳くらいの人でも、ちょっとしたことを思い出せないことがあります。

「あれ、もうボケの始まりかなぁ」

と、不安になってしまった経験は誰にでもあると思います。これがさらに四十歳を過ぎると、人の名前が出てこなくなります。また人の顔はわかっても、その人といつ会ったのかとか、その人の名前は何だったのかが思い出せません。

「ほら、この間、あそこで会った人だよ。誰だったっけかなぁ?」

と言いますが、あそこがどこで、あの人の名前が何というのか……聞いている人にはわかりませんね。

このような経験があるところに、

「二十歳を過ぎれば、人間の脳細胞は、毎日一〇万個ずつ死滅してゆくのだ」
というような話を聞かされると、なんだか暗い気持ちにならざるをえません。

生後すぐの人間の脳細胞をながめると、神経がお互いにつながる場所であるシナプスの数は、二五〇〇億くらいしかありません。つまり神経細胞の数が一〇〇〇億くらいあるとすると、一つの神経あたり二〜三個程度のシナプスしかない計算になります。

ところが、成長するにつれて、シナプスの数（と突起《とっき》の数）は、ものすごい勢いでふえていきます。そして、生後一年ほどで五兆七〇〇〇億となり、もっとも多くなります。しかしその後、必要でないシナプスは、だんだん整理され、数は減少していきます。

さて、私たちが成長するにつれて、いろいろな勉強や経験を重ねると、いわゆる「頭がよくなる」わけですが、これはつまり、この神経線維（シナプスや突起）の配線が、だんだん密になってきていることを意味します。

一方、脳細胞というのは、年齢とともに、ふえるどころか、次第に減っていくといわれます。前に述べたように、ある人の試算では、二十歳を過ぎたら、毎日一〇万個の脳細胞が失われているというのです。

すると、あなたがこの本を読むのに何日かかるか知りませんが、これを読み終わる頃には、読み始めの頃よりも、かなりの数の脳細胞が死滅してしまっていることになります。

なんとも暗い話ですが、しかしここで疑問が生まれます。たとえば、脳出血や脳梗塞《のうこうそく》で倒れたとします。なんとか一命をとりとめると、その後、みんなリハビリをやりますね。なぜ、リハビリをするのでしょうか？　もちろん、不自由になった身体の機能を、元通りに回復させようとするためです。そして実際、次第に動かなかった手足が動いてきたり、話せなかった人が話せるようになってきますね。

では、これはどういう理由によるのでしょうか？

## ☆リハビリからわかること

神経細胞は、刺激されると突起をふやします。同時に、となりの神経細胞との連絡をするシナプスの数もふえてきます。突起がふえ、シナプスがふえるということは、神経と神経の間を、多くの情報が伝えられるということです。

リハビリで手足を動かす運動をすると、脳の中の手足を動かす部位の細胞の突起がふえてくるのです。すると、失われた神経細胞の代わりに、生き残った細胞だけで、その機能をじゅうぶん補充することができるようになるのです。

最初こそ、周囲の生き残った細胞の突起も、それほど多くないので、手足もよく動かないですし、口もうまくきけません。しかし練習をしていくうちに、次第に残っている細胞が、失われた機能を補うようになるのです。

リハビリの効果はもう一つあります。脳に「栄養を与える」という効果です。指を動かすと、指を支配している脳の部分(運動野《うんどうや》)の血流がふえます。それだけでなく、他の関連する部位の血流もふえます。そうすると、当然そこへ栄養が運ばれることになります。

神経の突起がふえて、シナプスがふえるためには、やはり栄養が必要です。運動には、血流をふやして、栄養を与える効果があるのです。このような理由で、リハビリは非常に重要だと考えられていますし、脳の機能が、突起やシナプスがふえることで回復するという原理があるのです。

## ☆脳細胞はふえていた!

と、今までの考え方はここまででした。突起やシナプスはふえるけれども、「失われた脳細胞自体は、もはや元には戻らない」というのが常識だったのです。

ところが、一九九八年の十一月のことです。ちょうどスウェーデンから米国のカリフォルニアにあるソーク研究所に留学していたエリクソン博士は、ある日、ガン患者のことで友人と話をしていました。これはつぎのような話でした。

　ガン細胞の増殖を詳しく調べるため、細胞の核に存在し、遺伝子のなかにあるＤＮＡに入り込む物質「ＢｒＤＵ」（ブロモデオキシウリジン）を、ガン患者に注射する。この物質は、細胞が分裂した時にはじめて、新しくできたもうひとつの細胞のＤＮＡに入ることができる。もしガン細胞の分裂能力が高ければ、この物質はその細胞分裂の過程で、増殖したガン細胞のＤＮＡに入る度合いが高いことになる。しかしこの物質自体は測定しにくいので、この物質に抗体をつけて発色させれば、細胞集団の分裂を測ることができ、そのガンがどのくらい増殖能力をもっているかが分かる。

　ちょっとむずかしい話ですが、ともかくエリクソンは、この話を聞いた時に、この物質は「脳の中にも入る」と考えました。そして、もし脳のなかに分裂している細胞があるならば、そこで発色を測定できるはずだと考えました。

　そこで彼は、ある数名の末期ガンの患者に協力を依頼しました。脳に注射をさせてもらい、その後でもし亡くなったら、その脳を調べさせてもらえないかと頼んだのです。もし、脳の細胞に発色するものがあるなら、その細胞はその物質を注射した後に分裂したものということになるからです。

　エリクソンの頼んだ患者は、最高齢で七十二歳、最年少でも五十七歳でした。もし、この最高齢の人の脳細胞に発色が観測されるならば、七十二歳になっても脳細胞は分裂するということの証拠になるのです。

果たしてその結果、実験に協力してくれた全ての人の海馬（短期記憶の入り口）に、分裂している細胞が見つかったのです。これは驚くべき発見です。今まで、脳の神経細胞は生後は分裂、増殖しないとされていたからです。しかしそれは間違いだったのです。それどころか、七十二歳という高齢の人の脳細胞も分裂していたのです。

これは何とすばらしい発見でしょう。この発見は、私たちに大いなる希望を与えることでしょう。今まで「脳細胞は決して増殖しない」「増殖しないどころか、毎日一〇万個も死んでゆくばかりだ」と聞かされていたのです。これでは、夢も希望もありません。しかしこの実験結果は、それが間違いだということを示したのです。

人類の歴史には、数多くの医学上の発見がありました。私たちは、その恩恵をうけて生きています。たとえば、ジェンナーの種痘《しゅとう》の発見、フレミングのペニシリンの発見、心臓の移植、白血病の治療薬などなどです。これらの発見のお蔭で、私たちは、一つまた一つと、苦しみから解放され、救われてきました。ときに死の恐怖からも、逃れることができました。本当にありがたいことです。

しかし、これまでの医学上の発見は、病気になった場合に、特に恩恵を与えるものが圧倒的多数でした。もちろんそれらは、人類の生存の歴史に、多大の貢献をなしてきたのですが、病気でない人の予防医学もふくむ人類全体の健康という立場から考えると、脳細胞が年をとってもふえるという発見ほど、人々に希望を与えるものも少ないのではないでしょうか。

### ☆ES細胞

しかしなぜ、盆栽のようにたくさんの突起を伸ばした神経細胞が、年をとっても分裂するのでしょうか。みなさんはES細胞（胚性幹細胞《はいせいかんさいぼう》）という言葉をお聞きになったことはありませんか。ときどき新聞などに、ES細胞の研究が、許可されたとか、許可されなかったとかという記事を見かけますね。ちょっとややこしいですが、説明しましょう。

受精卵はご存じですね。一つの卵細胞です。この一つの細胞が分裂していって、やがて、からだの全ての細胞になることもご存じの通りだと思います。

受精卵が7~8回分裂したものを胚といいます。この胚の中にある細胞の一部がES細胞です。この細胞は、発生初期の分裂している他の胚のなかに入れてあげると、からだのどこの部位でも、すべての細胞になるという特殊な能力をもっています（図1）。このような機能をもつ細胞を「多能幹細胞」とよびます。

そして受胎後、数週間たつと、からだの組織が少しできてきますね。このころできる原始的な生殖器の一部から、ある細胞が見つかりました。これがEK細胞(始原幹細胞《しげんかんさいぼう》)です。これもES細胞とまったく同じ働きをもつ細胞です。つまりこれらの細胞は、からだのいろいろな組織の細胞になることができるのです。

さて、ES細胞もEK細胞も次第に分化し、前駆細胞《ぜんくさいぼう》となります。前駆細胞とは、体のいろいろな臓器にある幹細胞のことです。ですから、たとえば神経の場合には、神経幹細胞として存在するようになります。しかしふだんは、この細胞は静かにしています。

ところが、何らかの刺激があるとき、この細胞は次第に分化(変化)して、「神経芽細胞《しんけいがさいぼう》」という細胞になります。これは神経細胞を必要としている場所……たとえば、脳梗塞で神経が死滅してしまったら、その場所に移っていきます。そしてそこで、細胞分裂を繰り返し、最後は成熟した神経細胞になります(図2)。

しかしこの分裂した細胞も、ほっておけば死んでしまいます。ところが、この死すべき細胞は、ある種の刺激があるときにのみ、生き続けて、神経細胞としての役割を果たすことができます。

図1　ES細胞を培養すると、すべての細胞に分化する

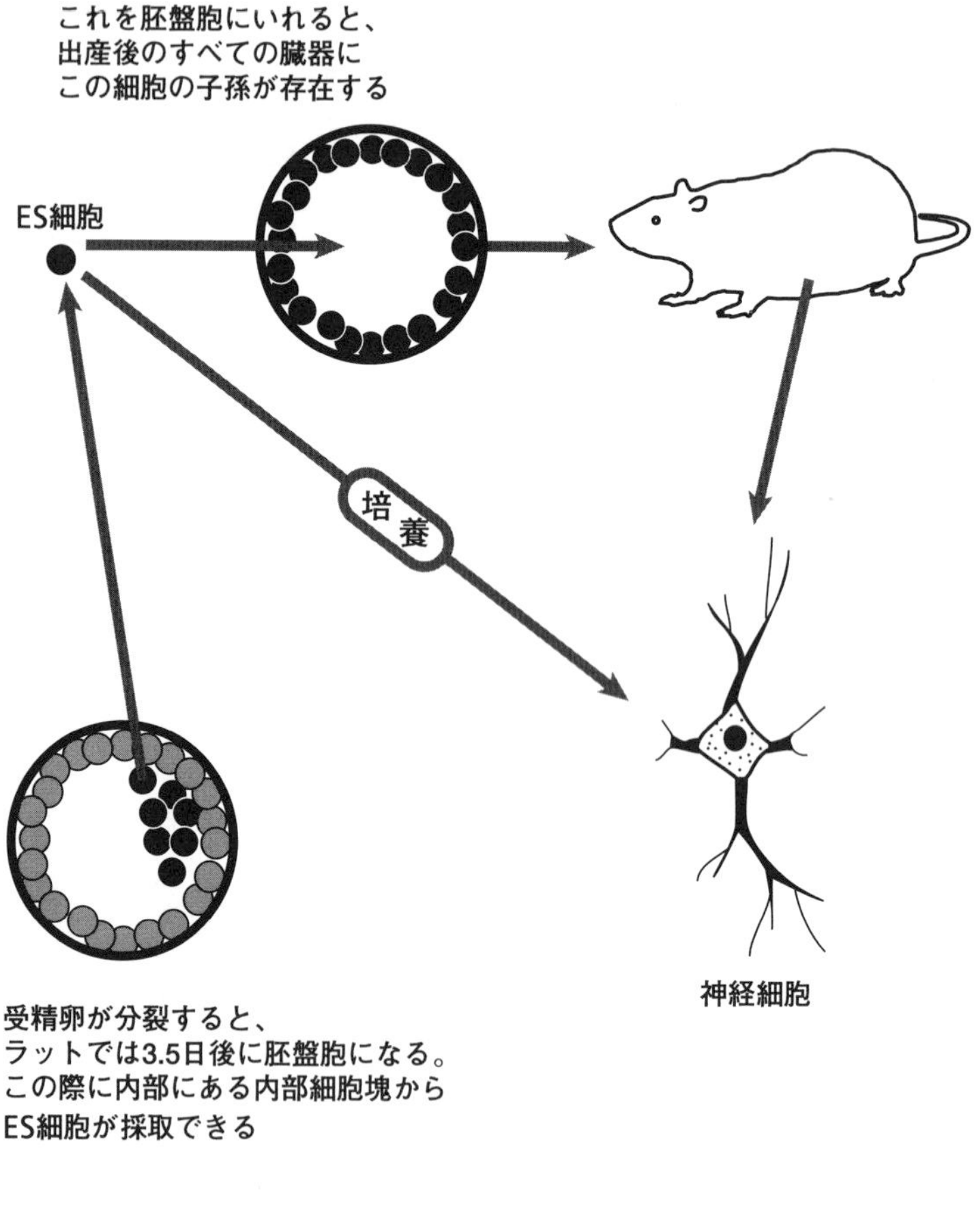

これを胚盤胞にいれると、
出産後のすべての臓器に
この細胞の子孫が存在する
ES細胞
培養
神経細胞
受精卵が分裂すると、
ラットでは3.5日後に胚盤胞になる。
この際に内部にある内部細胞塊から
ES細胞が採取できる

図2　神経細胞の増殖

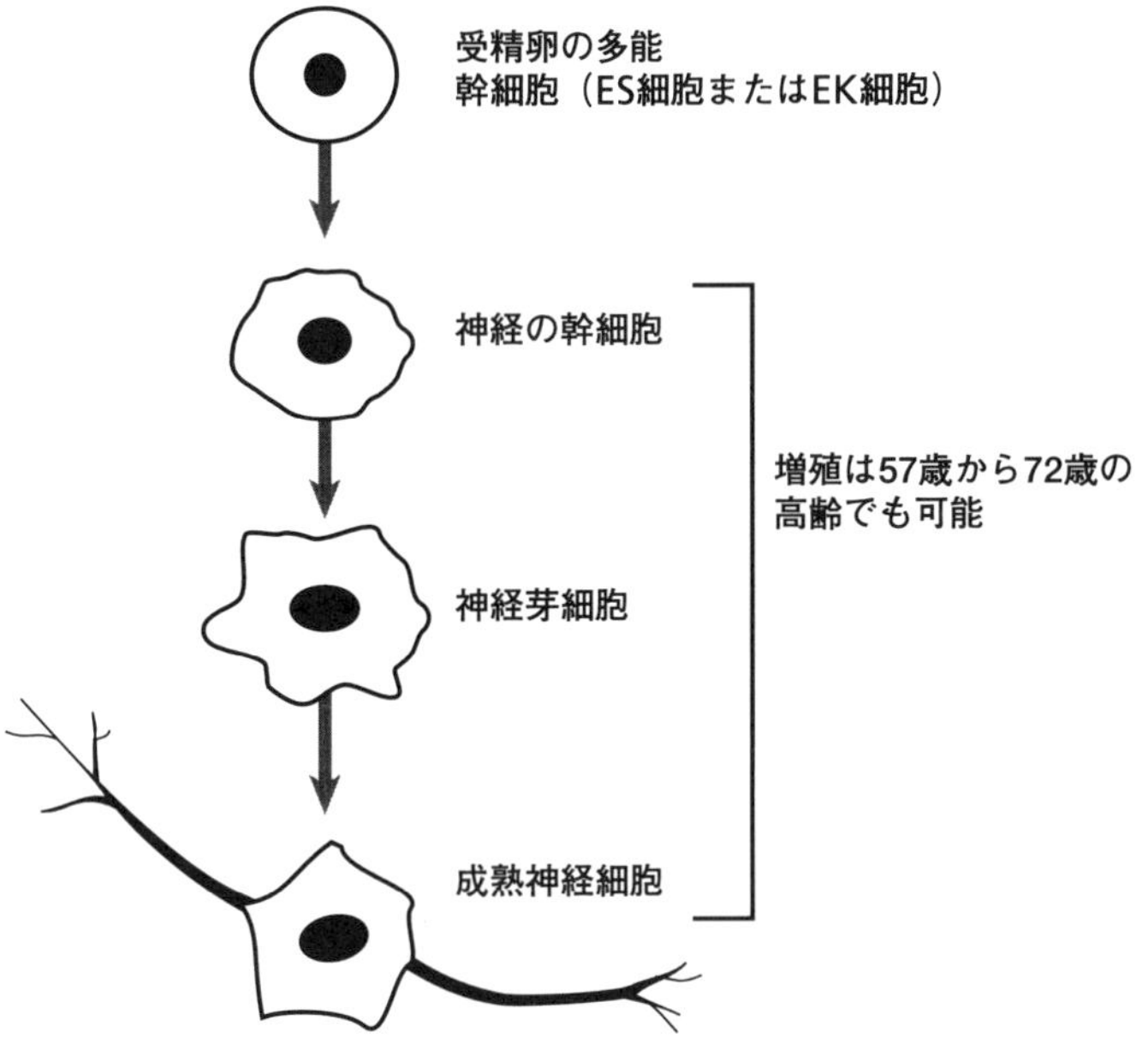


P.S.Ericksonら、Nature Medicine 4;1313.1999より

## ☆運動の知られざる効用

では、どんな刺激が神経細胞を生き続けさせるのでしょうか？　まず研究者は、成熟したラットを、大きな飼育箱に入れて自由に遊ばせました。しかもふつうの飼育箱のように無味乾燥な箱でなく、トンネルや回転かごがついた、ラットがおもしろく遊べるものです。すると、このような刺激に満ちた環境に置かれたラットの脳の「海馬の細胞」は、非常に多くなったというのです（図3）。

また、学習も神経細胞の数をふやす刺激でした。ラットに、迷路を通って餌のある場所を探させるのです。訓練するうちに、ラットはより早く餌のあるところにたどりつけるようになります。つまり、餌のある場所とそこへの行き方を覚えたのです。このような刺激も、ラットの脳細胞をふやしています（図4）。

しかし、もっとも興味深いのは「運動」なのです。ラットを運動させると、海馬の神経細胞がふえるのです。脳の運動野は、前頭葉《ぜんとうよう》の後ろの方にあります。一方、海馬の場所は脳の奥の方ですね。そうすると、大脳皮質を刺激すると、記憶の場所である海馬の細胞がふえるということになるわけです（図5）。

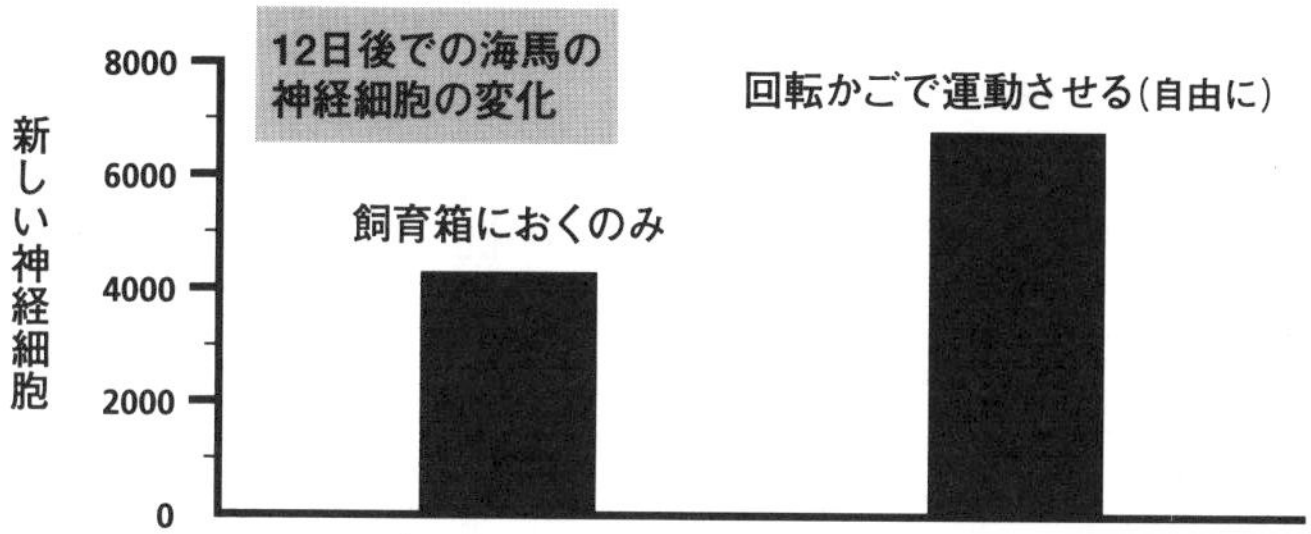


図3　運動による神経細胞の増加

H.van Praagら、Nature Neuroscience 2;266.1999を改変

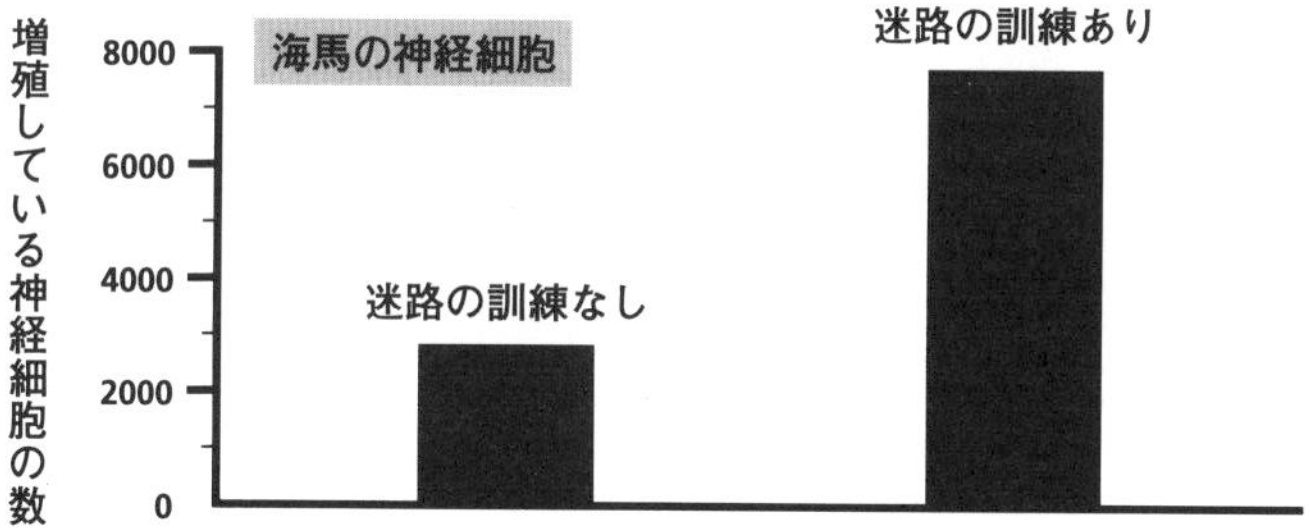


図4　場所の記憶の訓練と脳細胞の増加

E.Gouldら、Nature Neuroscience 2;260.1999

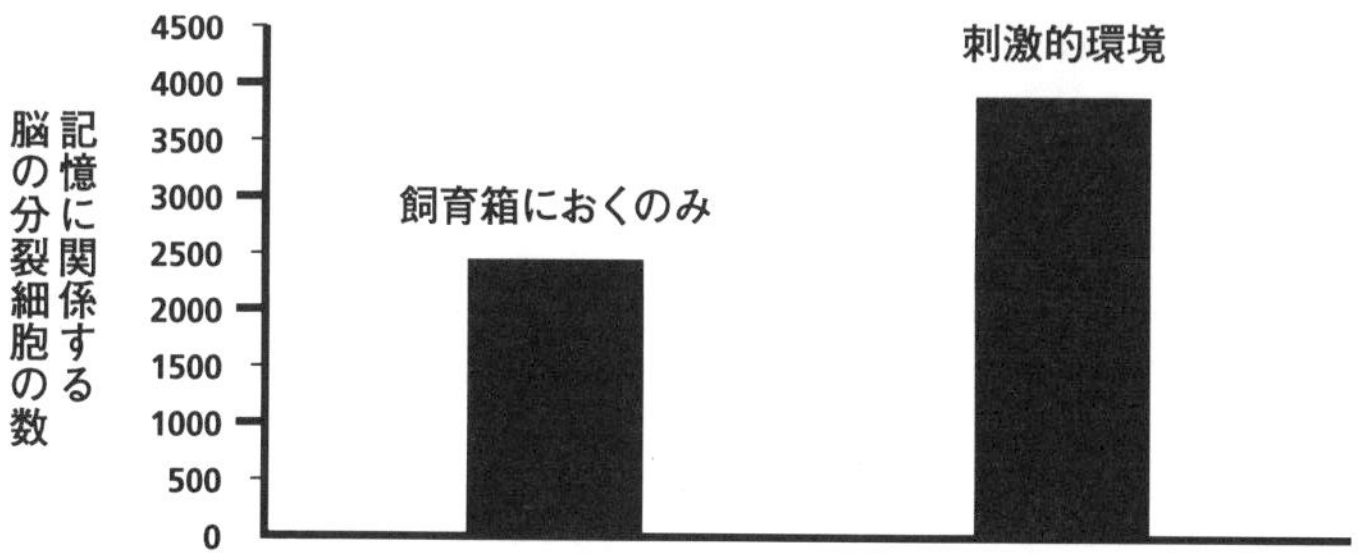


図5　刺激的環境で育てられたラットの記憶に関係する脳細胞の分裂数

G.Kempermann & F.H.Cage Scientific Am.May 1999,p38

この発見はすばらしいものです。前に述べたように、リハビリには、血流の増加とシナプスの数の増加という効果があります。しかしこの研究によれば、運動することは、脳の細胞の数を、直接ふやしているのかも知れないのです。

ところで、感情を支配しているのは辺縁系《へんえんけい》です。辺縁系の中でも、海馬の前に位置する扁桃《へんとう》はもっとも感情を支配している場所です。したがって、扁桃を刺激すると、動物は怒り出します。

また人間においても、扁桃の傷からテンカン発作を起こすような場合は、非常に凶暴な反応を示します。今までおとなしくギターを弾いていた女性が、突然暴れだして、ギターを壁にぶっつけて壊すというようなことがよくあります。しかし痙攣《けいれん》が収まると、まるで今起こっていたことなどなかったかのように、笑いながら話をしだすのです。

動物の場合も、扁桃を刺激すると、恐怖や怒りといった感情をあらわしますが、逆に、扁桃を手術的に取り除いてしまうと、非常におとなしくなります。たとえば、サルはもともとヘビを恐れますが、扁桃を取り除いたサルは、平気でヘビを捕まえ、時に食べてしまったりすることもあるのです。つまり扁桃を取り除くと、恐怖心がなくなるのです。

また、ウツ状態においては、扁桃に非常に強い抑制がかかり、感情の発露が阻害されるため、あのような沈んだ状態になるといわれます。精神分析で有名なフロイトは、「ノイローゼは、運動すれば治る」といっていました。現在では、ノイローゼはウツ病に分類されています。したがって、ウツ病も運動をすることで、かなりよくなるということになります。

前述のように、運動は海馬を刺激して細胞をふやします。そう考えると、運動することは、扁桃も適度に刺激して、感情を豊かにするということができます。それが「運動によってウツをなくすこと」に通ずるのだと思います。

また興味深いことに、楽しいことを考えたり、嬉しいと感じたりすると、扁桃の血流が減り、不安などがなくなってくることもわかってきました。

## ☆海馬を健全に保つ

いずれにしても、海馬は「短期記憶」の入り口です。これを取り除くと、新しいことを覚えることができません。

人間は、年をとると、新しいことを覚えるのに苦労します。覚えようとしてもすぐに忘れるからです。このようなことは、誰でも経験することです。このことから考えると、私たちがボケないためにもっとも重要なことは、海馬を健全に保つことだということがわかってきます。

しかし今までは、海馬を健全に保つ方法がわかりませんでした。しかし、新しい研究の結果、運動や訓練は、海馬の神経細胞の数をふやすことがわかったのです。つまり、頭だけでなく、からだを使うことで、記憶はよくなるというのです。すばらしい話です。

また豊かな環境で生活すれば、海馬の神経細胞は増殖するということもわかりました。豊かな環境とはどのような環境でしょう。それは庭やベランダや窓辺に美しい草花が咲き乱れ、壁には気に入った絵がかかっていて、いい音楽が絶えず流れているというような、いい意味での刺激が多い環境といえるでしょう。

今までは、このような生活環境の整備が、老化防止と関係があるなどと誰も考えていませんでした。しかし実際は、これら生活環境の整備が、頭の老化を防ぎ、そしてさらに頭をよくしていることがわかってきたのです。

たとえば、庭いじりが高齢者の知能低下を防ぐという研究報告が数多くあります。以前だったら、なぜ庭いじりが、知能低下を防ぐのかを説明することは困難でした。しかし今では、庭をいじるという（指や手の）運動、土や植物の感触、美しい花を眺めるときの感覚的な刺激や感情的な興奮などが、じつは記憶をよくしていたことが、科学的に実証されればじめてきたのです。

☆希望の脳科学

「脳の細胞が毎日死んでいく」といわれていた時代には、未来は暗黒だと思えました。

「細胞は、日に日に死んでいく。いくらがんばって健康管理の努力をしても、結局、無駄なのだ。私たちの脳は、次第に衰えていって、最後にはボケるのだ」

という恐れから逃れることはできませんでした。しかし最近の研究はそうではないことを証明しています。たとえ七十歳を過ぎても、運動したり、いい刺激を受けることによって、脳の細胞をふやすことができるのです。年をとれば、一直線にボケに向かって進むというわけではなかったのです。

またこの事実は、勉強することによって、成人でも知能指数を高めることができるということを示しています。このことは非常に重要な意味をもっています。なぜでしょうか?

勉強したり、訓練したりすることは脳細胞をふやします。もちろん、突起やシナプスもふえるので、神経線維の回路が複雑になり、情報連絡が密になります。

じつは、勉強することの意義というか収穫はここにあります。勉強した結果、直接的な効果や利益がなくても、勉強したり努力したりして、脳を鍛えたこと自体が、じつは大きな利益なのです。たとえば、新しい外国語の勉強をしたとします。一所懸命やっているつもりでも、年をとっているせいか、なかなか外国語なんか覚えられないし、覚えたものもすぐに忘れてしまう。言葉は使えなければ意味がないと思う人にとっては、年をとってからの語学の勉強は、意味がなかった、つまり徒労だったとなるわけです。

しかしそう悲観する必要はないのです。たとえ外国語の単語をスッカリ忘れても、勉強したことで、脳細胞は刺激を受けて増殖し、神経回路は連携を深めているのです。

このことは、数十個の単語を覚えることよりも、何百倍も重要です。頭がよくなり、ボケないという恩恵に比べたら、単語の百や二百、とるに足りません。

またたとえば、学生時代の勉強や読書も同じです。

「若い時に読んだ本の内容なんて、もうすっかり忘れてしまったよ。いくら本を読んだっていっても、さして人生では意味がないよ」

という人もいますが、これほどの誤解はありません。本の内容など、忘れてもいいのです。それが情感を刺激し、海馬や扁桃を活性化してきたからです。そのことは、その後の人生にとって、計り知れないほどの効果を脳に及ぼしているのです。

ここで述べたことは非常に重要ですから、以下にまとめましょう。

1　脳細胞は七十歳を過ぎてもふやすことができる。
2　そのためには、たのしく運動をする。
3　部屋や生活環境を刺激的にする。年よりじみた服装や格好をしてはいけない。
4　頭を使うことはボケ防止になる。
5　明るく考えることは、脳の活性化につながり、脳細胞を増加させる。

# あとがき

最近、脳に対する関心が、とみに高まっています。巷《ちまた》には、一般的な脳の解説書の類も次々と刊行されています。しかもそれらの多くが、かなりの数の読者を獲得しているのですから驚きです。私自身も、このところ脳に関する本を何冊か出しました。

いったいなぜこのような脳のブームが起こったのでしょうか。

昔はよく、日本人は宗教をもたない民族だといわれていました。しかし、これは必ずしも正しい認識ではないといえるでしょう。正確には、いわゆる「一神教の宗教をもたない」といった方が正しいのです。

一神教とは、ある一つの神のみを信ずることを強要し、乱暴な言い方ですが、その神の示した教え以外に、正しい教えはないとする宗教です。一神教は、一方では「固い信仰」を生みますが、また一方では非常に偏狭で、他の宗教はおろか、文化も風習も受け入れない、というような国民性や民族性を生み出します。

これに較べ、日本では、宗教は比較的曖昧《あいまい》な形でとらえられています。子供が生まれて、年々月々成長する段階では、節句《せっく》や七五三のように、日本人は神道《しんとう》の儀式でお祝いをします。成人して、結婚は神前かキリスト教形式か、いずれか好む方法で行います。これに対し、葬式はだいたい仏式ですが、クリスチャンの方々は当然教会で行います。

年中行事はもっと顕著です。暮れの一週間を連想してみてください。人々は天皇誕生日の翌日、クリスマスを祝ったかと思うと、ほどなく除夜の鐘（寺院の鐘）を聞き、明けるとすぐ神社に初詣でに行きます。

生死観についても同様で、人々は、久し振りに故郷に帰ると、お墓参りを欠かしません。ところが日本には、先祖の霊を祭る儀式が数多くあるのです。また、よく迷信だという人がいますが、日本人は、名前（姓名判断）や方角にも非常にこだわります。

また、多くの行事が「大安」の日に行われます。例え大安の日が、大変混雑していようと、値段がつり上げられていようと構いません。いったい大安の日というのが、いつできたのかとか、旧暦と新暦の違いはどうかとかには、関心をもちません。

このような大らかな宗教心をもつ日本人にとって、宗教戦争とか、信じる宗教のために人々を差別するとかいうようなことは、無縁の世界であったのです。もちろん、明治時代の廃仏毀釈の際には、仏教徒や寺院は相当困惑したようですが、民衆の方は、昨日までの寺参りをすっかり忘れたかのように、神社・神道の参拝者になっていました。

その意味では、信仰態度としては、いい加減な国民だという感じがしますが、このような大らかさは、諸外国の民族間の争いに見られるような、宗教を巡っての血なまぐさい殺し合いを生み出しません。

北アイルランドやユーゴの紛争、中東の争いなどの報道に接すると、日本人の、一神教にはない大らかな宗教心に、ホッと胸をなで下ろす人も多いのではないかと思います。またマスコミなどの論調も、多神教といえる日本人の宗教観を、比較的支持していました。


ところが、ここにきて、バブルの崩壊など、日本人の目的意識を喪失させるような事件が、次々と起こりました。以前の日本人は、精神や仁・義というものに、大きな価値を認めて生きていたのですが、いつしか日本は、お金持ちの国になっていました。諸外国が、日本にしきりに援助を求めるほどにもなりました。

しかしそれは、必ずしも日本が尊敬されていることではありません。むしろ逆で、援助を求める一方で、日本マネーをよいものと評価していないのです。日本は、お金と物質が溢《あふ》れる一方で、道徳などの精神が衰退した国だという評価を受けるまでになったのです。

そして当の日本人も、そういう空気を知ってはいるのです。日本人の精神的な混乱には、このような事情があります。

もう一つの問題は、人々が科学の限界を感じ始め、神秘の領域に活路を求めはじめたことです。以前は、医学が進歩すれば、人はどんどん長寿になって、健康に生きられるに違いない、と考える人がたくさんいました。

しかし最近では、人の寿命は一二五歳が限界だといわれるようになり、また脳も、これから次第に機能が低下して、ボケ老人が増えるだろうといわれています。病原菌が次第に強くなり、抗生物質も通じなくなり、病気は増える一方だ……というように、増殖する不安を、現代科学は解消してくれないのです。

こうなると、現代の幸福というものも、一時的なものに過ぎず、人はいつか老化し、死に到る哀れな存在だという気持ちが芽生えてきます。このような不安な時代に、世界を騒がせたオウム真理教のような新宗教が登場しました。彼らはこの機に乗じて勢力を伸ばしました。その手段は、超能力を吹聴し、死後の生命と平安を約束するというものでした。

一流大学の優秀な若者たちが、この教団に入信したことも、大きな話題を呼びました。当時、その教団の幹部は、連日ＴＶのワイドショーにでて、数々の主張を述べました。その視聴率は驚くほど高く、各局はこぞってオウム真理教の特番を組みました。ＴＶだけでなく、新聞も雑誌も彼らの記事ばかり載せました。その宣伝効果たるや膨大なもので、皮肉なことに、この一連の報道が、A教祖をして、もの凄い男という巨大な虚像を作り上げてしまいました。

このことは異常なことなのです。しかし当時の大多数の国民は、TV出演する幹部たちの論理を、なかばわくわくしながら聴いていたのです。なぜなら、現代の多くの人は、超能力、超常体験、霊的体験、宗教体験、死後の世界などにとても興味をもっているからです。幹部たちの意見が、本当であるにせよウソであるにせよ、とにかくこのような、体験者と称する人たちの言葉を聴きたかったのは事実のようです。

ところが、彼らの実態は、狂気の殺人集団でした。人々は驚きとともに、再び宗教に対する強いアレルギーと虚無感に見舞われました。人々は一転して「あのような宗教は、いかがわしい」と口にするようになったのです。

しかしこの教団の真実が暴露されたからといっても、依然として、人は病気になりますし、健康を望みますし、死の恐怖があります。この時、ポスト・オウム真理教ともいうべき、新種の宗教が誕生したのです。それはご存じの『脳内革命』に代表されるような脳のブームでした。

脳内には数多くの麻薬的な物質があって、この麻薬的な物質を増やすならば、幸福感と健康を得ることができる……人々は、こう思いました。宗教（信仰）にたよらなくても、脳の科学が、人を幸せにしてくれるかも知れないと。私は、これが現在の脳ブームの理由ではないかと考えています。

しかし、私たち医学の研究者にとっては、最近流行の脳の話には、ちょっと誤りが多すぎるように思えるのです。確かにその著者は、医学博士でしょうし、一流大学の医学部の出身でしょう。しかし、だからといって、現場の研究者として学会の評価を得ていない人が、脳の理論を大上段に語るのは、やはり無理が多いのです。

このような考えに立ちながら、私は本書において、最近の脳の研究成果のうち、読者のみなさんの日常生活に役立つ話、心身の健康を維持し高めるような話ばかりを集めて紹介しています。

また私は、人間の心身の問題を、医学・生理学の立場から解説し、毎日の生活を若々しく、イキイキと過ごして行けるための手助けとなりそうな話なども、最近の研究報告から紹介しました。

二五〇〇年前、釈尊は、どうしたら人間の幸福が得られるのか……という真理を悟られました。そして釈尊は、生死の問題という、人類が意識を有ちはじめて以来、常に考え続けてきた難問を解決し、永遠の生命を得たといわれています。本書で私は、心の働きや仏教（釈尊）の教えなども、可能な限り科学の立場から説明できそうなものは、積極的に説明しようとしました。

心は老いることを知りません。そして脳は、心の〝手先〟なのです。脳は心の命令通りに働くのです。このことが理解できるなら、さらに脳の〝手下〟である身体は、若さを保つことができますし、同時に、充実した、生きがいのある人生を送ることができるのです。

本書が、そのような役割を無事に果たし、読者のみなさまの充実生活の支えになれるなら、これほど嬉しいことはありません。

終わりに、本書の企画から完成まで、つねに協力して下さった日本教文社の編集部の方、特に北島直樹さんに心から感謝をします。

高田明和

平成九年二月吉日

## 増補新版によせて

この本のテーマは「脳の健康」です。この本の初版が出たのが平成九年の三月ですから、もう四年半が経ちました。

しかし四年半が経った今、この本の内容が古くなったかというと、そうは思いません。この「脳が若返る」というテーマこそは、私が追い求めてきた重大なテーマですし、決して古くなることのないテーマだと信じています。

であるからこそ、今回、この本の重版にあたり、脳生理学の最新の知見を一つだけつけ加えさせていただいたわけです。それは、たとえ高齢であっても、脳を使っていれば、脳の神経線維がふえるだけでなく、脳細胞さえもふえるのだという驚くべき事実です。

脳の老化は、だれにも止められないという定説は、いまや覆《くつがえ》されようとしています。脳の老化をとめ、反対に若返らせることさえできるということ。それを述べたかったのです。

ここでつけくわえたい大事なことは、身体も脳も、じつはあなたの心に支配されているということです。つまり、あなたの心が、身体と脳を若返らせる決定権をもっているということです。さらにいえば、あなたの心さえも、あなたの選択によって決定されるのです。もしあなたが、若くあろうとすれば、あなたは若くいられるし、もし、それを信じなければ、あなたは老け、ボケに向かって進むということです。

あなたは、あなたのすべてを決定する主人公であることを忘れてはいけません。これを信ずることが、あなたの脳を若返らせる第一歩なのです。

この本をお読みになることで、必ずそのことに気がついていただけるはずです。そうすれば、あなたは自分の力で、あなたの脳と心を若く保つことができるのです。

平成十三年十一月吉日

高田明和

# 脳《のう》が若《わか》返《がえ》る（増補新版《ぞうほしんぱん》）
## 脳内至福物質《のうないしふくぶっしつ》の秘密《ひみつ》

初版発行――平成十三年十一月二十日
三版発行――平成十四年八月十五日
著者――高田明和《たかだあきかず》

発行者――岸　重人
発行所――株式会社　日本教文社
東京都港区赤坂九―六―四四　〒一〇七―八六七四
電話　〇三（三四〇一）九一一一（代表）
〇三（三四〇一）九一一四（編集）
FAX　〇三（三四〇一）九一一八（編集）
〇三（三四〇一）九一三九（営業）
振替＝〇〇一四〇―四―五五五一九
印刷・製本――光明社
装幀――清水良洋
装画・図版――佐の佳子
●日本教文社のホームページ　http://www.kyobunsha.co.jp/



ISBN4-531- 06365-1　Printed in Japan